DE LA LITHÉRÉTIE,

OU

EXTRACTION DES CONCRÉTIONS URINAIRES.

DE LA LITHÉRÉTIE,

OU

EXTRACTION DES CONCRÉTIONS URINAIRES,

PAR

JOSEPH-EMILE CORNAY

(DE ROCHEFORT),

Docteur en médecine de la Faculté de Paris, Membre correspondant de la Société des sciences de Rochefort, de la Société des sciences naturelles de la Charente-Inférieure, etc.

« ..... Enfin, si son expulsion se fait attendre quelque temps, de simple gravier il devient un véritable calcul vésical, et la condition du malade est entièrement changée. »

M. MAGENDIE, *Recherches sur la gravelle*, p. 137.

Paris,
ANCIENNE MAISON BÉCHET JEUNE,
LABÉ, SUCCESSEUR, LIBRAIRE DE LA FACULTÉ DE MÉDECINE,
PLACE DE L'ÉCOLE DE MÉDECINE, 4.

SEPTEMBRE 1845.

DE LA LITHÉRÉTIE,

OU

EXTRACTION DES CONCRÉTIONS URINAIRES.

> «..... Enfin, si son expulsion se fait attendre quelque temps, de simple gravier il devient un véritable calcul vésical, et la condition du malade est entièrement changée. »
>
> M. MAGENDIE, *Recherches sur la gravelle*, p. 137.

HISTOIRE DE LA LITHÉRÉTIE.

La *lithérétie* a précédé la lithotritie. Confondues jusqu'à présent par les médecins, ces deux opérations semblaient n'en faire qu'une seule. Mais cette confusion ne saurait exister plus long-temps, car on ne peut appeler lithotritie l'action de retirer entière une concrétion urinaire de la vessie ou de l'urètre, à l'aide d'instruments mécaniques ou physiques.

Il fallait donc le mot nouveau de *lithérétie* (1), pour désigner cette opération particulière.

Avant que l'on pensât à la lithotritie, on retirait les graviers avec des instruments qui, *modifiés, lui donnèrent naissance; elle ne peut pas nier son origine.*

(1) Lithérétie dérive de λίθος, pierre; ἐξ, dehors; αἱρέω, j'emporte.

En effet on a de nombreux *faits de lithérétie imprimés*, et les instruments que la chirurgie possède sont encore de sûrs témoins qui montrent que la lithérétie est la *source* de la lithotritie.

On s'est donc occupé d'abord, et dès les temps anciens, de l'extraction des graviers qui se présentaient dans l'urètre ; des opérateurs plus hardis ont été en chercher jusque dans la vessie.

N'était-il pas plus facile aux médecins, qui redoutaient les opérations sanglantes, *d'extraire* les pierres qui pouvaient passer par l'urètre à la suite des *crises* de gravelle, que *d'opérer* le malade de la pierre, alors que la vessie était enflammée par la *longue présence* du corps étranger ?

Quoi qu'il en soit, la *sonde* paraît être l'instrument le plus ancien. Dans un ouvrage de la bibliothèque de l'Institut, ayant pour titre : *Trois cents meubles antiques d'Herculanum*, on trouve parmi les instruments de chirurgie des sondes en S. Albucasis employait des sondes, et Paul d'Egine, en 780, décrit le cathétérisme avec une sonde courbe (livre 6, chapitre 24). Vers 1600 Sanctorius employait à Padoue un instrument *à trois branches* qui lui servait *à extraire les petits calculs de la vessie;* un stylet à lance était au centre et ne remplissait pas le calibre de la canule, l'urine s'y précipitait et entraînait le calcul dans la pince. Quand cet effet n'arrivait pas, Sanctorius voulait qu'on cherchât à l'obtenir en abouchant une seringue à la canule pour y faire le vide. (Voy. Franco, *Traité des hernies.*) Severino parle d'une canule semblable imaginée par J. Germanius pour le même objet, et qui se fermait à clef. Dans le même temps Ambroise Paré employait aussi des instruments pour *extraire les petites pierres* de la vessie. En 1682 Fabrice de Hilden, à Lausanne, adapta les tire-balles d'André de La Croix à *l'extraction des petits calculs* arrêtés dans la partie antérieure de l'urètre.

Mais ni les uns ni les autres de ces auteurs n'ont jamais eu la pensée de faire servir cette pince au *broiement* des calculs contenus dans la vessie. Ce fait se trouve dans la réponse de Dupuytren à une lettre de M. le docteur Civiale relative à la lithotritie. (Leroy d'Étiolles, page 3.)

Chaussier et Percy, dans leur rapport fait à l'Académie des sciences sur le nouveau moyen du docteur Civiale pour détruire la pierre dans la vessie sans l'opération de la taille, s'expriment ainsi : ...... « Les Egyptiens effrayés ne voulurent ni d'Ammon ni de ses pareils. Long-temps ils s'en tinrent à *l'usage* abondant de leur *eau* sainte du Nil ; mais enfin, ayant appris à leurs dépens que cette eau était impuissante contre la pierre, ils se confièrent à une classe nouvelle de guérisseurs, dont les procédés, non sanglants, n'avaient rien d'effrayant ni de douloureux.

Ces procédés consistaient à introduire dans l'urètre un *chalumeau d'ivoire ou de bois* plus ou moins gros et long, dont ils bouchaient et débouchaient l'orifice à volonté, et par lequel ils *insufflaient* graduellement de *l'air* dans la vessie, d'où, après avoir, *par l'anus*, *poussé le calcul vers le col de ce viscère*, ils forçaient cet air à *s'échapper brusquement*, soit en comprimant, soit même en percutant l'hypogastre ; et une fois que le calcul était engagé à l'entrée, ou dans le trajet du canal (qu'ils avaient élargi par la même insufflation), ils l'attiraient au dehors, le plus ordinairement par une forte *succion*, et quelquefois à l'aide de quelques instruments, ou d'une manipulation appropriée.

Voilà ce qui se faisait encore en 1745, du temps de Prosper Alpin, qui rapporte avoir vu un Arabe nommé Haly guérir ainsi le commandant turc Horam-Bey, et peu de temps après deux Israélites, au plus jeune desquels il retira, avec la plus grande facilité, huit pierres qui ne laissaient pas d'avoir un certain volume.

Roveretti, médecin envoyé en Egypte par la république de Venise, avait été témoin d'une opération semblable faite à un chrétien cophte par un Arabe qui était de Sidon ; mais cette fois la pierre était si grosse, que l'opérateur ne put en avoir qu'un petit peu plus de la moitié, et qu'il fut obligé de remettre à un autre jour pour avoir le reste, ce dont il vint très bien à bout.

On trouve dans Berovicius et dans notre Tollet un récit curieux des mêmes faits ; et ce dernier, d'accord avec Roveretti, pense que des gens de l'art entreprenants et adroits pourraient tirer un très grand parti de cette singulière façon *d'extraire la pierre*, dont nos savants et célèbres membres de l'Institut d'Egypte, et en particulier MM. les barons Desgenettes et Larrey, ont encore rencontré l'usage parmi les médecins et les habitants de cette antique contrée.

Heister, dans sa *Chirurgie*, p. 876, t. II, publiée en 1750, parle ainsi de *l'anse* métallique de Marini : *Marini instrumentum exhibet æneum calculis ex urethra eximendis vel extrahendis accommodatum* (tab. 29, fig. 7, etc.). C'est une tige métallique d'un millimètre de diamètre, et de 8 pouces de longueur ou 22 centimètres, terminée par un anneau ovalaire de la largeur de l'urètre. Il introduisait l'anse derrière le calcul engagé dans le canal et le ramenait à l'extérieur.

Hunter, en 1788, se servait d'un stylet renfermé dans une gaîne, et terminé par deux petites cuillères en forme de pince ; on rapproche les cuillères en tirant le stylet dans la gaîne. Cette *pince, dite de Hunter*, a été faite pour *extraire* les corps étrangers de l'urètre.

Dessault, en 1791, a fait construire, pour tenter *l'extraction des bouts de sondes* tombés dans la vessie, des *pinces à gaînes* à l'instar de celles que Hunter a inventées pour les corps étrangers de l'urètre. (*Journal de Chirurgie*, t. 2, p. 375.)

A. Cooper, en 1821, a publié, dans les *Med.-chir. transactions*, p. 358 et 359 (Roche et Sanson, *Pathologie*, p. 515), la description d'une *sonde courbe d'acier à pince*, présentant une plaque au pavillon et un stylet à bouton qui se loge dans une cavité particulière, pour *extraire les petits calculs* de la vessie.

M. Amussat, en 1822, a publié une note (dans le *Nouveau Journal de médecine*, t. 13, p. 344) sur la possibilité de sonder l'urètre avec une sonde tout à fait droite, sans blesser le canal ; ce qui a donné l'idée *d'extraire les petits calculs* urinaires encore contenus dans la vessie, et de briser les gros avec la pince de Hunter modifiée par lui.

M. Civiale, en 1827, donne la figure d'une *pince à deux branches*, à gaîne et stylet, pour les pierres urétrales, pince de Dessault modifiée. (Civiale, *De la lithotritie*, in-8°, planche 2, figures de 1 à 7.)

M. Magendie, dans ses *Recherches sur la gravelle* (1828, in-8°, chapitre 26, *De l'extraction des graviers par des moyens mécaniques*), parle d'une sonde ouverte à son extrémité, employée et imaginée par M. Amussat ; mais il faut citer ici tout ce bel article, qui est un *chapitre de lithérétie :*

« Ce qu'on doit le plus désirer quand un *gravier* formé dans l'un ou l'autre rein est descendu dans la vessie, c'est qu'il *sorte* promptement de cet organe et s'échappe au dehors. Son *séjour* dans la vessie, au milieu de l'urine qui y arrive sans cesse, a toujours des inconvénients graves; il s'y *accroît promptement* par le *dépôt* successif des matières salines de l'urine; sa surface devient moins lisse, et par conséquent moins propre à glisser dans le canal de l'urètre; enfin, si son *expulsion* se fait attendre quelque temps, de *simple gravier il devient un véritable calcul vésical* et la condition du malade est entièrement changée.

Ordinairement, dès qu'un gravier est tombé dans la vessie, il ne tarde pas à sortir avec l'urine, sans douleurs s'il est petit, rond et lisse; mais souvent avec des douleurs très vives, des efforts violents, des hémorragies plus ou moins considérables, s'il est volumineux ou de forme irrégulière. *Tout se réunit donc pour désirer la sortie prompte des graviers.*

Si donc des symptômes antécédents ont annoncé la *descente* d'un gravier dans l'urètre et sa *chute dans la vessie*, et si ce gravier ne *sort* pas par l'urètre au bout de quelques jours, il me paraît indispensable de *recourir aux moyens mécaniques* que l'art possède aujourd'hui pour *saisir les corps étrangers dans la vessie.*

Si le gravier est peu volumineux, on devra se contenter d'employer une simple *pince à extraction*, par exemple celle de Hunter, instrument dont s'est servi récemment un célèbre chirurgien anglais pour *extraire* un grand nombre de petits calculs vésicaux.

Mais si au contraire le gravier a une certaine dimension, ou si sa forme n'était pas arrondie, ce qu'on peut jusqu'à un certain point savoir en le touchant ou le saisissant avec la pince, il faudrait recourir à l'instrument inventé par M. Heurteloup, et qu'il a nommé Brisecoque; au moyen de cet instrument on saisit promptement le gravier dans le bas-fond de la vessie, et on l'écrase avec la plus grande facilité, et le résidu ne tarde pas à sortir avec l'urine ou avec l'eau d'une injection qu'on aura poussée dans la vessie; de cette manière on *préviendra sûrement la formation d'un calcul vésical.*

Il peut arriver qu'un gravier engagé dans l'urètre s'arrête dans le canal, soit à cause de son volume trop considérable, soit à raison de sa forme irrégulière, soit enfin que, de forme allongée, il se trouve placé en travers. Les chirurgiens conseillent alors l'opération de la boutonnière, qui consiste à inciser l'urètre à l'endroit même où séjourne le petit calcul et à l'extraire par cette voie artificielle.

M. Amussat a employé avec succès un procédé beaucoup plus simple et beaucoup plus avantageux : il introduit dans l'urètre, jusqu'au calcul, une sonde ouverte à son extrémité, et qui peut, dans ce point, se dilater assez pour recevoir le calcul ; au moyen de la pression de la main, le calcul est poussé dans l'extrémité évasée de la sonde ; alors la sonde est retirée, tandis que la main du chirurgien continue à pousser le calcul jusqu'à ce que et sonde et calcul soient sortis de l'urètre. Cet instrument peut aussi servir de *pince pour saisir et entraîner* seul le gravier arrêté dans l'urètre.

M. Jacobson, en 1832, a imaginé le *brise-pierre évacuateur :* c'est une sonde présentant une courbure dans toute sa longueur ; elle est munie d'un brise-pierre articulé pour briser les graviers, et les parties articulées sont creusées en *gouttière pour loger* les détritus de la pierre. (M. Leroy, page 135, fig. 28.)

M. Jules Cloquet, en 1834, a inventé une *anse* métallique, qui se meut dans un tube au moyen d'un écrou fixé à l'extrémité externe, destinée à *extraire* les fragments qui s'arrêtent dans l'urètre.

M. Colombat, de son côté, inventait en même temps une *anse* métallique en *huit* de chiffre pour *extraire* les pierres de l'urètre.

En 1835 M. Amussat tentait de *retirer des détritus* de la vessie à l'aide d'une forte sonde faite en *cuillère*, d'après la forme de la curette à bouton dont on se sert pour retirer le détritus, lorsque la pierre s'écrase sous la pression de la tenette dans l'opération de la taille.

M. Leroy, en 1835, imaginait la *curette articulée*, dont Lassus donne une idée et le nom dans son ouvrage publié en l'an 3 de la république française, en parlant des pierres arrêtées au col de la vessie, page 430 : « enfin, dit-il, en la *saisaissant* avec une petite *curette* ou avec des *pinces* très fines » ; et plus loin : « Lorsque la pierre est arrêtée dans la fosse naviculaire, près de la base du gland, il est presque toujours facile de *l'extraire* avec des *pinces* ou avec une *curette*. Cependant, si l'orifice de l'urètre au bout du gland était trop petit pour pouvoir saisir la pierre, il faudrait *l'agrandir par incision du côté du frein* avec la pointe d'un bistouri. » Il conseille aussi d'injecter de l'huile d'amandes douces pour faciliter son expulsion.

La curette de M. Leroy, qui est articulée, est bien différente de celle dont parle Lassus, qui, du reste, a été complétement oubliée, et dont le dessin n'est point resté.

La curette articulée est formée d'une canule plate, dans laquelle passe une tige de fer, qui, au moyen d'un écrou situé au pavillon, pousse une petite plaque mobile creusée en fossette articulée au bout de l'extrémité vésicale de la canule, et qui se retourne à angle droit derrière le fragment de pierre situé dans l'urètre. (Litho. Leroy, page 300, fig. 47.)

En 1835 M. Heurteloup, célèbre en lithotritie par son percuteur à coulisse, a présenté à l'Académie, sous le nom de *Lithocenose*, un procédé pour *l'extraction artificielle des fragments de pierre* qui offre de l'analogie avec celui de M. Leroy, et qu'il emploie pour favoriser la sortie des détritus. « Ici, dit M. Leroy, également une *sonde volumineuse*, *pourvue d'yeux largement ouverts*, favorise l'issue du détritus, et les fragments qui *s'engagent* sans pouvoir arriver jusqu'à l'ouverture antérieure de la sonde sont *pulvérisés* par un *mandrin brisé*. » Cette *sonde évacuatrice*, ou *videur* Heurteloup et Leroy, n'est, à proprement parler, qu'un *lithotriteur* lorsqu'on se sert du mandrin à briser les fragments, ou une *simple sonde* lorsqu'on y pousse une injection.

C'est ainsi que le brise-pierre articulé évacuateur de M. Jacobson n'est qu'un lithotriteur qui ne ramène *point* ou que *très peu* de détritus.

La sonde évacuatrice de M. Heurteloup est ainsi faite : une sonde d'un gros calibre, dont les yeux sont en regard et très larges ; le bec se divise comme un dé. Les fragments s'introduisent dans les yeux et sont pulvérisés par un mandrin brisé ou qui présente des articulations au niveau de la courbure. Le dé se nomme magasin ; le mandrin est muni d'une poignée pour pouvoir écraser ; à un pouce du pavillon de cette sonde, il existe un robinet pour faire des injections.

La différence qui existe entre cet instrument et celui de M. Leroy consiste, pour ce dernier, en ce que la sonde est sans magasin et sans robinet et que le mandrin peut tourner dans la courbure ; de plus le mandrin est terminé par une fraise pour briser les fragments par rotation.

M. le docteur Mercier a imaginé *une sonde évacuatrice* à deux conduits. Le percuteur à coulisse peut en représenter l'action, car il y a une branche qui se meut sur la canule, qui a en tout environ 5 lignes de diamètre. Dans un des conduits, large du tiers du calibre général de la sonde, passe l'injection qui va se répandre dans la vessie par un bout percé de petits trous en arrosoir ; le courant de l'eau doit entraîner les graviers dans la partie ouverte du bec de la sonde. C'est une modification de la sonde à double courant, d'après le mécanisme du brise-pierre à coulisse de M. Heurteloup.

Il existe aussi un moyen qui fut employé par mon frère. On attache par le milieu, au bout d'une *bougie* de gomme, un ou plusieurs *fils de soie* dont on ramène les extrémités sur le pavillon de la bougie comme celles d'une mèche ; on introduit alors l'instrument dans la vessie, et par des mouvements latéraux on parvient à *engager* des graviers dans l'*anse* que forment les fils dont on tient les bouts à l'extérieur. Quand le gravier est *fixé*, on *retire* tout en dehors de la verge.

J'ai imaginé 1° un *stylet à curette*, dont la curette est mobile ; il suffit de savoir manœuvrer l'instrument pour le faire ouvrir dans le canal après avoir dépassé le gravier ; 2° la *pince en bec d'ibis* représentée à la 12ᵉ planche.

Je vais actuellement résumer dans un tableau et classer les moyens et les instruments qui servent en *lithérétie*. Cette branche de la chirurgie n'avait point été étudiée séparément. Jusqu'à présent on l'a confondue avec la lithotritie ou broiement de la pierre, qui est un de ses addents ; en effet il arrive que l'on ne peut *extraire les graviers trop volumineux* : alors la *lithotritie* vient au secours de la *lithérétie*.

TABLEAU INDIQUANT les MOYENS LITHÉRÉTIQUES et les INSTRUMENTS LITHÉRÉTEURS.

Classe	Groupe	Moyens et instruments
AGENTS LITHÉRÉTIQUES.	REMÈDES LITHÉRÉTIQUES.	Le bain.
		La saignée.
		Les topiques.
		Les médicaments émollients, diurétiques, narcotiques, etc.
	MOYENS LITHÉRÉTIQUES.	Le courant des urines.
		Les injections simples ou huileuses.
		Les sondes à demeure.
		La position du malade.
		La direction donnée par les doigts à la concrétion.
		Les frictions, les secousses données au malade.
LITHÉRÉTEURS MÉCANIQUES.	LITHÉRÉTEURS A TROIS BRANCHES	La pince à trois branches de Sanctorius, avec un stylet à lance et une seringue.
		La pince à trois branches de M. Leroy.
		La pince à trois branches de M. Civiale.
	LITHÉRÉTEURS A DEUX BRANCHES	La pince à deux branches de Hunter.
		La pince de Hunter modifiée par Dessault.
		La sonde d'acier à pince de A. Cooper.
		La sonde à pince de M. Amussat.
		La pince à deux branches de M. Civiale.
		La pince à deux branches en bec d'ibis de M. J.-E. Cornay.
	LITHÉRÉTEURS A ANSE.	Le stylet à anse de Marini.
		L'anse métallique de M. J. Cloquet, avec tube et écrou.
		L'anse en 8 de chiffre de M. Colombat.
		La bougie armée d'une anse de fil de soie.
		Le brise-pierre articulé évacuateur de M. Jacobson.
		L'anse métallique ou tire-bourre de M. J.-E. Cornay.
	LITHÉRÉTEURS A CURETTE.	La curette indiquée par Lassus.
		La curette articulée de M. Leroy.
		La curette à cuillère de M. Amussat.
		Le stylet à curette mobile de M. J.-E. Cornay.
LITHÉRÉTEURS HYDRAULIQUES.	LITHÉRÉTEURS INJECTEURS.	La sonde dite évacuatrice de M. Heurteloup.
		La sonde dite évacuatrice de M. Leroy.
		La sonde ouverte de M. Mercier.
LITHÉRÉTEURS PNEUMATIQUES.	LITHÉRÉTEURS PNEUMATIQUES.	Le tube d'ivoire ou de bois des Egyptiens et des Arabes., succion dans l'urètre.
		La seringue de Sanctorius pour faire le vide dans la vessie.
	LITHÉRÉTEURS HYDRAULICO-PNEUMATIQUES.	Le tube métallique (chalumeau sarbacane) de M. J.-E. Cornay.
		Le Lithéréteur à récipient et à chalumeau métallique, de M. J.-E. Cornay.
		Le Lithéréteur modifié à videur et à chalumeau élastique, de M. J.-E. Cornay.
		Le Lithéréteur modifié à tube plongeur ou à siphon, de M. J.-E. Cornay.
		Le Lithéréteur modifié à flotteur et à chalumeau latéral, de M. J.-E. Cornay.

DES REMÈDES LITHÉRÉTIQUES.

Lorsqu'il s'est *formé un gravier* dans les reins et qu'il veut descendre dans la vessie, des coliques souvent très cruelles se déclarent; l'urètre, qu'il doit parcourir, est distendu par l'urine qui s'accumule derrière lui. Le gravier bouche le conduit et l'urine le pousse en bas par l'effet de son accumulation. On observe parfois des phénomènes nerveux généraux, une fièvre forte, des symptômes de congestion, des douleurs atroces dans la région lombaire; dans ces différents cas, les remèdes lithérétiques sont employés suivant l'indication.

Le plus souvent ce sont : le bain, la saignée, les topiques, et les remèdes émollients, narcotiques, diurétiques, etc., etc.

DES MOYENS LITHÉRÉTIQUES.

Quelquefois l'on pratique des manipulations particulières pour favoriser la *chute* des graviers de l'uretère dans la vessie. On fait des frictions sur le ventre et sur les lombes, le malade se donne des secousses verticales, se roule à terre ou se place dans des positions qui lui paraissent favorables.

Pour les graviers qui sont dans la vessie, un doigt introduit dans l'anus chez l'homme, et dans le vagin chez la femme, peut jusqu'à un certain point les *engager* dans le canal. Quand le gravier est dans l'urètre, les doigts peuvent contribuer à le *diriger* vers le méat urinaire. Il en est de même des injections huileuses, qui autrefois jouissaient de la réputation de faire glisser la concrétion sur la membrane. Enfin les *sondes à demeure* laissent passer parfois des parties pierreuses.

REMARQUES SUR LES LITHÉRÉTEURS ANCIENS ET NOUVEAUX.

On peut compter actuellement en chirurgie *vingt-deux lithéréteurs imaginés pour faire l'extraction des concrétions entières*, sans parler de ceux qui en dérivent; cela montre combien la *nécessité* a forcé les chirurgiens à rechercher les moyens *d'extraction.* On a donné à ces instruments, qui ont tous une valeur relative, les noms emphatiques d'*évacuateur*, de *sonde évacuatrice*, de *ramasse-graviers*, etc. Il semblerait que toutes les concrétions et leurs débris *sortent* de la vessie à l'aide de ces instruments. *Il n'en est point ainsi* : ce qui le prouve, c'est la *mortalité!* Ensuite, avec les lithéréteurs mécaniques, qui sont les *lithéréteurs à branches, à anse ou à curette*, on ne peut *retirer qu'un gravier à la fois*, si on le rencontre, ce qui est *facile* dans l'urètre, mais un *hasard* dans la vessie.

Quant aux *lithéréteurs hydrauliques*, c'est la sonde avec l'injection d'une seringue. Eh! bien, dans ce cas, les graviers *sortent, littéralement, si tel est leur bon plaisir ;* ce qui revient à dire que ces lithéréteurs sont *passifs comme la sonde.*

Les *pinces*, les *anses*, les *curettes*, peuvent *saisir* et *amener par eux-mêmes les graviers* : ils ont une *force*, un *point d'appui*. Les lithéréteurs hydrauliques *comptent* sur la bonne volonté des concrétions à sortir, ou sur le *trop plein* de la vessie ; trop plein qui *envoie toujours* les graviers près du *col*, et par *hasard* dans les *yeux* de la sonde.

Les lithéréteurs mécaniques demeurent utiles pour l'urètre.

Il *fallait donc* un instrument mû par une *force sûre pour l'intérieur de la vessie* et qui *prît* facilement les graviers dans cet organe. Cette force est *l'aspiration*, et l'instrument *le lithéréteur hydraulico-pneumatique*. Ici, tout ce qui peut *passer* par la sonde est *extrait* sans *fatiguer* le col ni le canal ; les graviers trop *volumineux* pour sortir doivent être *broyés* par le *brise-pierre* ordinaire, puis *extraits*.

Les lithéréteurs hydraulico-pneumatiques aspirent à *plein* tube, et par conséquent à *plein* canal ; c'est donc tout ce que l'homme peut *exiger*.

HISTOIRE DES LITHÉRÉTEURS HYDRAULICO-PNEUMATIQUES.

La première idée de mes lithéréteurs hydraulico-pneumatiques m'est venue de ce fait, que les corps solides et liquides ont une *progression* facile dans les *tubes* par l'effet de *l'aspiration*. On connaît la puissance qu'exerce l'aspiration. Me fondant sur ces faits, j'eus l'idée, dès l'année 1840, de *retirer* les graviers de la vessie à l'aide d'un long *chalumeau*.

Le tube de 50 centim. est droit ou présente la courbe d'une sonde. (Voy. pl. 1re, fig. 5.) ; il existe à son tiers supérieur A un diaphragme de gaze, et à son milieu deux soupapes : l'une inférieure, B, qui se ferme quand on souffle ; l'autre supérieure, C, placée dans sa paroi pour laisser écouler les liquides. Ce chalumeau est très remarquable, parce que j'avais compris tout d'abord, et d'une manière pour ainsi dire rudimentaire, tout ce qu'il faudrait au lithéréteur perfectionné. En effet la soupape transversale faisait de sa partie supérieure un récipient, tout en jouant le rôle de robinet régulateur, la soupape latérale était l'exeat et le diaphragme de gaze l'obturateur de l'aspirateur, comme nous le verrons plus loin.

J'avais fait aussi des tubes simples d'un calibre égal partout, et d'autres encore qui allaient en diminuant jusqu'au suçoir, ou simplement renflés à l'extrémité vésicale pour loger la gravelle. (Fig., de la 1 à la 4.)

Sentant la nécessité de ne point recevoir dans la bouche aucun des corps provenant de la vessie, je traçai sur le papier plusieurs projets de *récipients*. 1° J'avais essayé la *pompe pneumatique* au bout d'une sonde et d'un chalumeau; mais ce n'était point admissible, vu les difficultés d'une manœuvre fatigante et impuissante (pl. 1, fig. 6, et pl. 2, fig. 1); 2° le lithéréteur à *récipient longitudinal* et à pompe (fig. 2); 3° le lithéréteur à *récipient latéral* (fig. 4). Dans ces deux projets se trouve un progrès sensible ; je vois l'utilité d'un *injecteur* B, d'un robinet *régulateur* C, d'un *exéat* D; et pour éviter que l'eau ne vienne dans la pompe, je conduis le videur J et l'aspirateur K à la partie supérieure du récipient (pl. 2, fig. 2). Le récipient latéral était donc une perfection, car l'eau se serait introduite dans l'aspirateur du premier (fig. 2, pl. 2).

Je recherchai alors un *récipient* en verre convenable pour faire un récipient latéral. Le *matras* à une tubulure, qui est employé par les chimistes, me parut le plus commode. Je fis couper le col B à six centimètres de la partie renflée; je fis dépolir à la meule deux centimètres de ce qui restait du col, ainsi que la tubulure C, pour recevoir les embouts de métal de l'appareil. Ce matras F est un sphéroïde de douze centimètres de diamètre. (Voyez pl. 2, fig. 5.)

DESCRIPTION DU LITHÉRÈTEUR A RÉCIPIENT
ET A CHALUMEAU MÉTALLIQUE.

Le *lithérèteur* est un appareil composé de trois pièces principales, savoir : d'une *sonde* que j'appelle *chalumeau*, d'un *récipient* et d'une *pompe* aspirante.

1° Le chalumeau est compris depuis le bout de la sonde A, pl. 3, jusqu'à l'embout qui l'unit au récipient; il est formé de deux parties : 1° la *sonde* pleine, pl. 10, fig. D, qui est ouverte à son extrémité; 2° la *pièce* munie de deux *robinets*. L'un, L, sert à injecter de l'eau dans la vessie ; l'autre, C, à régler l'action de l'instrument : ce sont l'*injecteur* et le *régulateur*. La sonde est réunie à cette pièce par une vis I, à cinq tours; elle a deux anneaux, comme les sondes ordinaires, qui servent à la tourner.

2° Le récipient peut avoir des formes variées; j'ai même, pl. 2, fig. 3, un projet de récipient gradué, fixé à une tablette. Le sphérique F est le plus gracieux et le plus facile à manœuvrer ; c'est dans son intérieur que viennent tomber les injections et les graviers. Il présente quatre ouvertures : 1° une inférieure, D, qui se nomme *exéat*, donne issue aux injections et aux graviers ; 2° trois supérieures situées à son col : celle du chalumeau ; E celle de l'*aspirateur* à robinet; enfin G, la postérieure à robinet, sert au passage d'un *mandrin* en baleine X, à olive H, qui va fermer l'orifice de la sonde et permettre d'introduire le chalumeau dans la vessie sans blesser l'urètre.

3° La *pompe aspirante*, fig. 2, est la troisième pièce importante du lithérèteur; c'est elle qui représente la puissance de l'instrument. Un tuyau élastique A, fig. 2, la sépare de l'appareil et empêche les secousses.

Remarque :

J'avais vu que beaucoup de *lithotritiés mouraient par l'effet des fragments* et qu'en grand nombre ils *redevenaient* pierreux après la lithotritie, avec cette différence qu'ils avaient *cinq*, *dix* et *quinze* pierres, au lieu d'une, suivant la quantité de fragments *oubliés*, et que d'autres encore, ayant des *obstacles* dans l'urètre ou au *col* de la vessie, ne pouvaient pas *jouir* des bienfaits de cette opération ;

Ensuite, que les *différents* instruments extracteurs étaient *impuissants* et contribuaient à la mort des pierreux, lorsqu'on voulait insister sur un emploi inopportun.

Depuis long-temps je recherchais une amélioration, lorsqu'un jour je vis un enfant qui lançait des pois avec une *sarbacane;* voilà l'origine de mon idée du chalumeau-sarbacane. Plus tard, en recherchant dans les auteurs tous les instruments qui avaient pu servir à l'extraction des pierres, je trouvai dans la *Pathologie* de MM. Roche et Sanson, et dans d'autres livres, l'indication du *tube d'ivoire ou de bois* des Arabes et des Egyptiens, et l'idée de Sanctorius de faire le *vide* dans la vessie avec une *seringue.*

Mais déjà j'avais fait mon *lithéréteur hydraulico-pneumatique* à récipient et à chalumeau métallique, fondé sur le mouvement de l'*eau* et de l'*air*.

CHALUMEAU SARBACANE.

EXPÉRIENCES SUR TABLE.

La *force d'aspiration* dans les *tubes* a plus d'action sur les corps solides lorsqu'ils sont dans un courant d'*eau* que si le courant était simplement d'*air*.

Cette force agit sur les graviers à une distance de l'ouverture du bec du chalumeau égale au diamètre du tube plus une fraction ; cependant la distance augmente un peu avec la force et avec le diamètre des tubes.

En se servant de l'air comme conducteur, il faut que le gravier soit immédiatement dans l'*ouverture* du tube ; tandis qu'à l'aide de l'eau on les attire à une *distance* convenable, ce qui est très important.

J'ai remarqué que plus un corps était *dense* et plus il demandait de *force* d'aspiration pour le faire *marcher* dans un tube; et, cela fait, que le point *d'appui* qu'il donne est plus sensible à l'aspiration. L'eau est dans ce cas vis-à-vis de l'air. Alors l'on conçoit que l'eau doit *entraîner* plus facilement un gravier que l'air, qui est moins dense et plus fluide; en effet, si le gravier est à quelque distance de l'ouverture du chalumeau, l'air *coule* entre elle et le gravier et n'emporte pas ce dernier, auquel il *adhère* moins que l'eau.

Les corps solides, eux, tendent *à faire soupape* sur l'extrémité des tubes, puisqu'ils ne se *prêtent* pas comme les liquides à la *forme* des conduits ; mais, s'ils présentent un diamètre un peu inférieur à celui du chalumeau qu'ils doivent parcourir, ils sont entraînés avec les *premières* portions d'eau, et glissent, sans s'arrêter, dans son intérieur.

L'aspiration faite sur un liquide au moyen d'un tube est plus facile et demande moins de force dans le sens *horizontal* que dans le sens *vertical.*

Tout cela se passe d'après les phénomènes du vide, de la pression atmosphérique, de la pesanteur des corps et de leur fluidité.

On peut comprendre et reproduire ces expériences à l'aide d'un tube, d'une cuvette pleine d'eau et de graviers artificiels.

LITHÉRÉTEUR A RÉCIPIENT ET A CHALUMEAU MÉTALIQUE.

EXPÉRIENCES SUR TABLE ET APPLIC TION SUR L'HOMME VIVANT.

Le lithéréteur est un instrument dont la manière d'agir est remarquable ; il se produit dans le chalumeau, par l'effet de la pompe aspirante qu'un aide est chargé de faire mouvoir, une aspiration assez puissante pour *extraire* des graviers d'un vase rempli d'eau ; ils passent par le chalumeau et viennent se déposer avec l'eau dans le récipient.

La manœuvre du lithéréteur est facile : on met la sonde en rapport avec une *cuvette* pleine d'eau et dans laquelle on a mis des *graviers*; l'aide fait marcher la pompe; le vide tend à se faire dans le récipient, et l'eau de la cuvette, pressée par la *pesanteur* de l'air, se *précipite* dans le tube et *entraîne* avec elle les pierres.

Il existe une autre manière de faire aller ce lithéréteur : on ferme *tous les robinets* qui peuvent laisser *pénétrer* l'air dans le récipient où l'on a fait le vide le plus complet possible ; alors on *ouvre* subitement le robinet régulateur C : immédiatement l'eau se précipite dans le récipient par le chalumeau et entraîne les pierres. Dans cette action, il y a une aspiration *brusque* qui est inadmissible en pratique quant à présent. Il faut toujours employer en chirurgie les moyens les plus doux; aussi nous avons abandonné ce dernier pour faire prévaloir le premier.

Par l'aspiration *lente* on peut rechercher les graviers, tandis que par l'aspiration subite, s'ils se trouvent en rapport avec la sonde, ils viennent, et pas autrement. Dans ce dernier cas, on peut fatiguer la vessie et même la léser; dans l'aspiration lente, ce serait la plus grossière maladresse, et même c'est imposible. Tout ce que l'on pourrait faire serait un petit effet de ventouse avec l'ouverture de la sonde, dont le malade vous avertirait; en arrêtant les mouvements de la pompe, tout cesserait.

Je fis les premiers essais de mon instrument dans un vase plein d'eau contenant une grande quantité de morceaux anguleux de brique concassée, et dès la première fois ils furent tous extraits du vase et vinrent se poser dans le récipient. Ce résultat était trop *admirable* pour ne point travailler à perfectionner le nouvel instrument : c'est ce que j'ai fait à force d'argent, de temps, de courses et de travaux; voilà déjà cinq années que je m'en occupe, et le 12 mars 1843 j'avais déjà présenté à l'Académie des Sciences mon lithéréteur à récipient.

Encouragé par ces essais, je voulus expérimenter sur l'homme vivant; je me procurai un homme de 45 ans dans un bureau de placement, rue S.-Honoré. N'ayant fait exécuter qu'une sonde de huit millimètres, je vis la nécessité, chez cet homme, qui avait le canal assez rétréci, de me servir d'une sonde moins forte. J'introduisis une sonde de gomme de 3 lignes à deux yeux, planche 10, fig. A, avec facilité, et je recouvris le bec de mon chalumeau avec le pavillon de la sonde de gomme. L'homme était debout devant moi; j'étais assis et je tenais l'appareil fixe entre mes cuisses. Je donnai une injection dans la vessie à l'aide d'une seringue par l'injecteur, et je fis fonctionner l'instrument par aspiration subite ; l'eau revint très bien dans le récipient. La sonde étant droite dans la vessie et ne plongeant pas dans le bas-fond, je n'eus à chaque fois qu'une partie de l'eau injectée. Je fis trois injections et trois aspirations subites ; l'homme n'eut aucune douleur, ce que j'attribue maintenant à la *disposition* des yeux de la sonde, qui étaient en regard et assez éloignés du bout. Evidemment, avec une aspiration brusque, l'opérateur ne peut être maître de son instrument ; aussi était-ce l'enfance de cette étude de l'aspiration.

Déjà, dans cette expérience, je remarquai plusieurs choses importantes : cet homme avait un *catarrhe chronique* de la vessie ; il vint avec l'eau, dans le récipient, une quantité considérable de *filaments* et de *mucosités ;* puis il me fut démontré que la vessie était soumise à la *pression atmosphérique* et à une force de *contractilité :* deux *forces* qui jouent un rôle important désormais dans la lithérétie par aspiration.

Lorsqu'on se sert d'une sonde de gomme élastique, les parois s'accolent et la sonde s'aplatit : ainsi les chalumeaux-sondes doivent être métalliques.

Les expériences sur le cadavre ne purent avoir lieu avec les deux membres de l'Académie de médecine : nous ne pûmes ni les uns ni les autres introduire les sondes dans la vessie, parce que je n'avais pas de mandrin pour en fermer l'extrémité qui était ouverte. Au reste, le cadavre était trop putréfié pour que l'urètre permît d'introduire une sonde : ces messieurs virent fonctionner mon appareil dans un plat d'eau contenant des graviers.

MM. les docteurs Plisson, Donné, Caffe, Devergie et Hutin, ont vu fonctionner cet appareil sur table dans le laboratoire de M. Boutigny, d'Évreux, pharmacien et chimiste, rue de Chabrol, n° 40.

Dans mes tentatives d'expériences sur le cadavre au pavillon d'anatomie de la Faculté et sur l'homme vivant dont j'ai parlé, j'avais remarqué que mon récipient se trouvait trop près de la verge ; qu'il fallait l'en éloigner, et que les sondes devaient être d'une introduction facile.

Aussi la série de sondes que j'avais fait exécuter à bout ouvert A, pl. 3, furent faites d'une autre manière : je fis fermer l'extrémité, qui se trouva comme celle d'une sonde ordinaire (pl. 3, fig. 3 en D); un œil fut pratiqué à 4 millimètres du bout; du côté de la courbure, le chalumeau fut allongé : il était d'abord de 30 centimètres, ou 11 pouces environ; je fis faire une allonge K de 20 centimètres, que je plaçai entre la pièce à robinet et la sonde : ce qui porta la longueur totale à 50 centimètres, fig. 3, en comptant la sonde. Désormais le robinet postérieur G, qui servait à introduire le mandrin X, fig. 7, devenait inutile, puisque la sonde devait être passée sans être adaptée au récipient. Au moyen d'une bride à vis B et d'un raccord AC, la sonde, une fois introduite, venait à s'unir l'allonge K du chalumeau. (Voy. pl. 3, fig. 3.) Ainsi modifié, l'instrument devenait d'une application plus facile.

M. le docteur Robert, médecin de l'hôpital Beaujon, m'engagea à y venir avec mon appareil pour l'essayer, ce que je fis. C'était le 13 septembre dernier (ceci est extrait du *Journal des Découvertes*, t. Ier, onzième livraison, novembre 1843, p. 1re, *De la Lithérétie et du Lithéréteur*). A l'hôpital Beaujon, en présence de M. le docteur Robert et des internes de l'hôpital, on fit à la vessie d'un cadavre une ouverture de $0^m,008$; douze graviers furent déposés dans l'intérieur de la poche, dont l'ouverture fut fermée par une suture entortillée. La sonde étant introduite dans l'urètre, j'y injectai de l'eau et fis manœuvrer l'instrument.

Du premier coup, j'obtins *six graviers*, à la seconde fois *deux*, et à la troisième fois *un seul*. Je n'ai pu avoir les trois derniers dans cette séance; nous les avons retrouvés tous trois dans le bas-fond de l'organe, qui n'avait point souffert de l'action du lithéréteur. (Voyez pl. 3, fig. 5, 1re séance, cad., 9 graviers.)

Comme il n'y avait aucun danger à essayer cet instrument sur l'homme, puisque je donne à l'aspiration la douceur de celle que peut produire la bouche, et que rien ne peut lui nuire, j'ai appliqué le lithéréteur sur un homme vivant. En conséquence le 21 septembre j'ai fait une application du lithéréteur sur un calculeux à l'hôpital Beaujon, que M. le docteur Laugier opéra avec l'instrument de M. Heurteloup.

Après la séance de lithotritie, j'ai introduit mon lithéréteur, avec lequel j'ai retiré immédiatement cinq *fragments* et une quantité équivalente de *sable* ou *détritus.*

Le plus gros de ces fragments avait $0^{m},007$ de longueur sur $0^{m},004$ de largeur et $0^{m},003$ d'épaisseur.

Les autres détritus offraient de $0^{m},004$ à $0^{m},006$ en longueur, sur $0^{m}003$ dans les deux autres sens. (Pl. 3, fig. 5, 1re séance.)

L'œil unique de la sonde, percé à la partie concave (pl. 10, fig. E), près de son extrémité, avait $0^{m},006$, un peu faible de diamètre.

Le 26 du même mois eut lieu une nouvelle application de l'instrument aspirateur sur le même sujet. La séance de lithotritie qui précéda fut *longue* et *laborieuse*; les pierres se dérobaient sous les replis de la muqueuse vésicale ; le malade était très fatigué; je ne voulais pas appliquer mon instrument, auquel manquait la pompe à injection. M. Laugier me proposa de remplacer le clysopompe par une seringue ordinaire, ce que je fis, et j'eus pour résultat une quantité de *sable* équivalente à celle de la première application, et de plus un *fragment* de $0^{m},005$ sur $0^{m},004$ à l'une de ses extrémités. (Pl. 3, fig. 5, 2e séance.)

Les internes qui étaient présents, entendant *tomber* dans le récipient les graviers qui y venaient avec les injections, s'écriaient : *En voilà! en voilà!*

Mais je dois le dire, avec cet appareil, dont le globe a un certain volume, quelques graviers ne paraissent pas beaucoup; il faudrait, pour flatter les assistants, en retirer des poignées, ce qui ne peut pas être. Un seul pour le malade est souvent beaucoup dans la gravelle, ou, après la lithotritie, quand toutes les séances sont terminées.

Dans la première application sur le calculeux de Beaujon, le malade n'éprouva aucune douleur : tout se passa bien, l'eau des injections était claire; j'eus des graviers.

Comme on l'a vu plus haut, dans la seconde séance la pierre n'avait point été broyée, et le malade avait la fatigue que produisent de longues recherches ; cependant j'eus du sable autant que la première fois, plus un gravier qui se trouvait détaché. Dans la première séance je n'avais point eu d'eau sanguinolente ; à celle-ci, l'injection tout d'abord devint rouge dans le récipient. L'aide qui faisait marcher la pompe aspirante causait, sans regarder du côté du malade ; il pompait de toutes ses forces. Je fus obligé de lui dire plusieurs fois d'aller moins vite. Enfin la sonde, qui n'avait qu'un seul œil, fit *ventouse* sur la vessie ; le malade s'en plaignit. Je fis arrêter l'aide qui allait si bon train avec la pompe, et je retirai l'instrument.

J'avais assez étudié dans ces deux applications ; je ne voulus plus le faire manœuvrer sur le vivant qu'il ne fût modifié.

J'ai fait connaître aussitôt ces résultats remarquables à l'Institut (Académie des sciences) et à l'Académie de médecine. M. Robert m'y avait beaucoup engagé. Je pense avoir bien fait, parce qu'ayant extrait, par mon aspirateur, des graviers sur l'homme vivant, j'en avais dès lors le mérite. Tout cela prouvait que je n'avais qu'à le modifier, comme M. le docteur Blandin l'a fort bien dit à l'Académie de médecine, en faisant ressortir la valeur de l'instrument.

C'était la seconde fois que je le faisais aller sur l'homme vivant, et la troisième fois sur l'homme, et je ne connaissais point encore la manœuvre.

Ces nouvelles expériences me firent reconnaître de grands inconvénients à mon lithéréteur. (Voy. pl. 3, fig. 1 et 3.) Il fallait, pour diriger la sonde dans la vessie et chercher les graviers, tenir à la main tout l'appareil. Concevez la difficulté des recherches avec un instrument droit d'un demi-mètre de longueur et dont le poids était alors de deux livres avec l'eau qui se trouvait dans le récipient. L'application de ce lithéréteur demandait *trois aides* : l'un tenait parfois le récipient ; le second injectait de l'eau par l'injecteur, et l'autre faisait mouvoir la pompe aspirante.

Toutes ces complications réunies aux inconvénients de l'instrument ne me firent pas perdre courage ; le but que je poursuivais était assez élevé pour l'entretenir, et d'ailleurs je voyais des améliorations, il fallait dépenser de l'argent et du temps pour les obtenir; c'est ce que j'ai fait.

Plusieurs choses principales devaient être améliorées ; il fallait :

1° Rendre le récipient indépendant de la sonde, et faire qu'elle soit d'une manœuvre facile, c'est-à-dire qu'elle puisse être retournée en tout sens dans la vessie ;

2° Que la sonde ne puisse pas faire ventouse sur la membrane de la vessie ;

3° Que l'eau des injections ne pénètre pas dans l'aspirateur et ensuite dans la pompe ;

4° Chercher à éviter le concours des trois aides ;

5° Enfin , rendre toutes les pièces de l'appareil d'un usage simple.

Je séparai la sonde du récipient au moyen d'un *tuyau élastique* H (Pl. 4 , fig. 1) de cinquante centimètres de longueur (dix-huit pouces), et du diamètre du chalumeau. A la faveur de ce tube, la sonde se dirigeait fort bien en tout sens , et le récipient, qui était indépendant en quelque sorte de la sonde et de ses mouvements , était tenu par un aide; un autre aide faisait encore mouvoir la pompe aspirante.

Je vis qu'il était utile que les robinets régulateur C et injecteur L fussent placés près du pavillon de la sonde, afin que l'opérateur les ouvrît facilement. Je fis donc faire une *pièce* particulière (fig. 3) à emboût K, qui recevait une des extrémités du tuyau élastique et qui tenait à la sonde par la bride à vis B dont j'ai déjà parlé. L'autre extrémité du tuyau élastique du chalumeau fut se visser, au moyen d'un petit embout métallique M , à l'embout N de la partie supérieure du récipient. Je prolongeai le chalumeau dans l'intérieur du récipient par un tube métallique G de cinq centimètres, qui prit le nom de videur; cette disposition était utile pour que l'eau ne rentrât pas dans l'aspirateur; l'aspiration se faisait alors plus haut que l'ouverture du chalumeau : c'était donc une belle amélioration que le tuyau élastique et le videur.

LITHÉRÉTEUR A CHALUMEAU ÉLASTIQUE ET A VIDEUR.

EXPÉRIENCE SUR TABLE.

Cet instrument, pl. 4, fig. 1, par le *chalumeau élastique*, était évidemment dans un grand progrès. Désormais les recherches des graviers à la sonde pouvaient se faire facilement et sans gêner l'opérateur et le malade : ce n'était plus un appareil pesant au bout d'un tube métallique d'un demi-mètre de longueur et qu'il fallait remuer en totalité pour faire la manœuvre dans la vessie.

Cependant l'expérience me fit voir que le chalumeau élastique H était trop long : faisant fonctionner l'instrument dans une large cuvette, j'obtenais avec facilité de l'eau dans le récipient, vu l'abondance du liquide ; mais bientôt, remplaçant la cuvette par un vase de la *capacité* de la plus *petite* vessie humaine, je vis que mon injection ne venait point dans le récipient F ; elle était contenue dans le chalumeau, la *capacité de ce dernier* étant plus grande que celle du vase qui représentait la vessie. Pour faire disparaître cet inconvénient, je diminuai le tuyau élastique de 35 centimètres ; alors il n'était plus que de 15 centimètres de longueur, fig. 2, H, et la capacité de tout le chalumeau, en comprenant la sonde, de deux cuillerées d'eau : c'était tout ce qu'il fallait ; l'eau venait bien dans le récipient, et les recherches avec la sonde étaient faciles comme auparavant.

La pompe aspirante J, tenant à l'appareil par un long tube élastique I, qui empêchait les secousses, nécessitait un aide et était bien embarassante. Souvent l'aide, distrait, ne régularisait pas le jeu de la pompe sur les recherches de l'opérateur et les impressions du malade ; de sorte que je voyais qu'il était impossible, ou du moins très difficile, de mettre l'harmonie entre l'action de la pompe aspirante, les recherches faites dans la vessie, et la tolérance de cet organe.

Pour obvier à l'inconvénient de cet aide, qu'il eût fallu des plus intelligents, et sans rejeter pour tous les cas l'emploi de la pompe, je pensai à l'aspiration par la *seule force des poumons et de la bouche.* Je plaçai donc à l'extrémité du tuyau élastique où était fixée la pompe aspirante une sorte d'*anche* aplatie, X, fig. 2 et 4, qui se vissait sur ce tube : elle prit le nom de suçoir.

Le *suçoir* se place dans les lèvres ; et comme son extrémité est en plomb, il ne peut aucunement fatiguer les dents. L'opérateur peut alors faire l'aspiration en même temps qu'il recherche les graviers dans la vessie ; il peut la cesser, et enfin la mettre en harmonie avec les circonstances qui se présentent.

Je fus étonné de la puissance de cette sorte d'aspiration : l'eau se précipitait dans le récipient avec la plus grande force que pouvait donner la pompe ; mais ici elle peut être réglée d'une manière tout avantageuse pour l'opération.

Après avoir étudié cette aspiration, je ne fus plus surpris de sa puissance et de sa production : c'est la respiration normale augmentée; que ce soit l'eau ou l'air qui se précipite dans le récipient, qui pour le moment est une prolongation des tuyaux bronchiques, n'est-ce pas la même chose? C'est l'air qui presse sur l'eau de la vessie : c'est toujours l'équilibre de l'atmosphère. Les muscles, par leur puissance, augmentent les diamètres de la poitrine et de ses conduits ; alors le corps fluide, air ou eau, s'introduit dans le récipient : tout dépend, non pas du poumon, qui joue un rôle passif et qui suit les mouvements des cloisons du thorax, mais de la force des muscles inspirateurs, qui représente celle de l'aide et de la pompe aspirante, que j'étais parvenu à éviter.

A l'extrémité viscérale de la sonde il se produisait une action de *ventouse* ou *succion* de la membrane de la vessie. J'étudiai cette question importante, et je vis l'appareil, par l'effet de l'aspiration, produire trois choses bien différentes à l'œil de la sonde : 1° la *succion*, 2° le *clapètement*, 3° le *capotèment.*

Il est facile de comprendre l'action de ventouse et la succion de la vessie : il suffit, pour l'obtenir, que le bec de la sonde soit immédiatement en rapport avec la membrane ; mais cet effet cesse, avec la cause, aussitôt que la pompe ne marche plus; l'eau s'introduit entre le bec de la sonde et la vessie, et alors la succion n'a plus lieu. La sonde qui n'a qu'un œil ou celle qui est ouverte à son extrémité peuvent faire cet effet, que la vessie soit pleine ou non; cependant la dernière en est bien plus susceptible, tandis que la sonde à œil, maniée avec adresse, peut être employée sans le produire. C'est la sonde à un seul œil qui m'a servi à obtenir les *neufs graviers* sur le cadavre et les *détritus* à l'hôpital Beaujon, dont j'ai déjà parlé à l'oecasion du lithéréteur à récipient et à chalumeau métallique. (Voyez pl. 3, fig 3 et 5.)

Pour éviter la succion je fis faire à ces deux sortes de sondes de *petits trous* ou des *fentes longitudinales* près de leur ouverture. Le vide n'étant plus *parfait*, la succion ne pouvait plus avoir lieu ; mais il se produisit un autre effet inattendu et qui va être compris : c'est le mouvement de *clapet* ou de *soupape* de la membrane de la vessie sur l'ouverture de la sonde. (Voyez pl. 10, fig. F et G.)

Lorsque la vessie a été *aspirée* sur l'ouverture de la sonde, l'eau s'introduit entre les bords de l'œil et la membrane, le vide cesse. Cela arrivant plusieurs fois de suite, la membrane *claque* sur l'ouverture, comme un clapet qui s'ouvrirait et se fermerait subitement plusieurs fois ; cela a de l'analogie, comme mouvement, à celui de la voix de la chèvre. On ne peut l'appeler *chevrotement*, car il n'y a point de bruit de formé, mais seulement un mouvement de va-et-vient comme celui du clapet qui bat vite. Aucun mot ne peut mieux peindre cet effet que celui de *clapètement* ; c'est le courant du liquide qui entraîne la membrane.

J'avais remarqué dans mes expériences que le clapètement n'avait lieu que lorsque la paroi vésicale était très près de l'ouverture de la sonde, que cela n'arrivait pas avec une sonde à deux yeux. Je pris une *sonde* D, pl. 10, *ouverte* dans son bout, et je fis, aux deux bords opposés de l'ouverture, une *échancrure* de six millimètres ; alors la sonde avait deux *languettes* métalliques, pl. 10, fig. H et I, qui éloignaient la vessie pendant l'aspiration. On verra plus loin ce que cette sonde est devenue.

Un autre effet se produisit encore : c'est le *capotement*. Lorsque l'on pratique l'aspiration, il arrive que, si la sonde se trouve aller jusqu'au fond de la vessie et que l'opérateur la laisse dans cette position, ne connaissant pas la manœuvre, elle retient par son bout le fond de l'organe ; les autres parties se contractent, et alors son bec sera comme dans un *capuchon*. Voilà ce que je nomme le capotement de la membrane de la vessie sur le bec de la sonde. Il suffit, pour l'éviter dans les vessies qui se contractent seulement, de *retirer* un peu la sonde à mesure que l'on aspire.

Au reste, la succion, le clapètement et le capotement, ne peuvent produire d'accidents : ces trois effets sont secondaires ; cependant il est utile de les éviter, car ils occasionnent un sentiment pénible aux malades.

INSUFFLATION D'EAU DANS LA VESSIE.

D'un autre côté, je travaillais à éviter l'aide qui était obligé d'être toujours prêt à injecter la vessie avec une seringue pleine d'eau. L'injection était le temps le plus long de l'opération. Le clyso-pompe étant aussi très embarrassant, je pensais à me servir d'une eau propre contenue dans le récipient lui-même et que je pourrais *souffler* dans la vessie à l'aide de la bouche, en la faisant passer par un tuyau élastique X, pl. 5, qui partirait de l'exeat D et se rendrait à l'injecteur L.

Je fis l'essai de ce système : il réussit très bien sur table. Ayant fermé le robinet régulateur C, l'air comprimé par la poitrine pesait sur l'eau du récipient F ; ce liquide passait par l'exeat et l'injecteur, et sortait par le bout de la sonde dans la vessie artificielle ; quand la vessie était remplie, j'aspirais l'eau dans le même récipient, après avoir fermé le robinet L de l'injecteur et ouvert le robinet C du régulateur.

LITHÉRÉTEUR A TUBE PLONGEUR OU A SIPHON.

Le tuyau nouveau X qui servait d'injecteur, réunissant le récipient à la sonde, et faisant de l'instrument une espèce de cercle de conduits, compliquait singulièrement l'appareil et rendait les manœuvres assez difficiles ; il fallait donc modifier ce système. J'abandonnai le tube injecteur. La partie du chalumeau qui se prolonge dans le récipient ou le *videur* G, fig. 2, me parut la voie la plus convenable pour faire passer dans la vessie l'eau du récipient. Je fis *plonger* le videur jusqu'à deux centimètres du fond du globe ; il devint alors le tube plongeur K, fig. 3, pl. 5.

Par ce système simple j'obtenais un effet remarquable. En soufflant sur l'eau elle remontait par le tube plongeur K, le chalumeau H et la sonde A, dans la vessie artificielle ; et, à l'aide de l'aspiration, le liquide retournait par la même voie dans le récipient F et *entraînait* les graviers. Cette modification nouvelle nécessitait une application sur le vivant.

APPLICATION SUR UNE FEMME VIVANTE.

Je fis coucher cette femme sur le dos, les jambes écartées. Après avoir introduit la sonde de six millimètres à un seul œil, je soufflai de l'eau dans la vessie. L'injection y arriva très bien, et j'injectai plusieurs fois la vessie : l'aspiration se fit malgré moi. Il n'y avait pas besoin d'aspirer, l'instrument se trouvait admirablement construit pour aspirer tout seul. La vessie, qui se contractait, contribuait à renvoyer l'eau de l'injection dans le globe ; mais l'instrument faisait *siphon* : il suffisait de donner l'élan, de faire partir l'eau, pour que l'aspiration continuât. En baissant le récipient, on augmentait la force d'aspiration ; en l'élevant, on la diminuait. Cela se comprend vite : c'est qu'alors on augmentait ou on diminuait la longueur de la colonne de liquide descendante.

Ici le clapètement se produisit souvent lorsque je tournai l'œil unique de la sonde du côté du bas-fond : c'est à cette séance que je pus l'étudier dans une vessie vivante. Je ne m'y attendais nullement lorsqu'il se fit. Il donnait à la femme l'envie d'uriner et un mouvement dans la vessie qui faisait remuer la sonde. La femme me priait de cesser, disant que je lui donnais une forte envie d'uriner ; elle me pria plusieurs fois, parce que, disait-elle, ses urines allaient s'échapper : il n'en sortit pas. Je ne pouvais pas arrêter l'aspiration, parce que, mon instrument faisant siphon, je n'en étais pas maître; il aspirait malgré moi. Cependant je l'arrêtai en appliquant fortement la langue sur l'ouverture du suçoir que l'on tient à la bouche. Le courant d'air étant intercepté, l'aspiration cessa.

Les injections revinrent dans le récipient légèrement colorées de sang et comme rosées; ce qui autoriserait à croire que dans *le clapètement* la membrane est un peu sucée ou excoriée par les bords de l'ouverture de la sonde; ou bien, dans cette circonstance, la vessie était un peu fongueuse et saignante. Cette femme n'eut aucun accident, et les envies d'uriner que donne ordinairement l'application de la sonde se dissipèrent dès le même jour.

Le lithéréteur à tube plongeur, fig. 3, pl. 5, pour le moment, ne peut point servir pour la vessie, parce qu'il fait siphon et qu'un opérateur doit toujours être maître de ses instruments. Il peut rendre comme *injecteur* d'importants services dans les cas de *rétention du placenta*, pour faire des lavages à grande eau dans l'intérieur de la matrice, et toutes les fois que cet organe est un réceptacle de putridité. Quant à ce qui regardait la vessie, je laissai ce siphon de côté pour me diriger dans une meilleure voie.

Dans le même temps, je faisais plusieurs améliorations. On le sait, dans le principe la sonde I, pl. 3, fig. 1, se réunissait à la boîte de la pièce à robinets du chalumeau par une vis que faisaient tourner les deux oreilles du pavillon de la sonde. Cette vis fut changée pour une *bride à vis* B, qui était déjà une amélioration, fig. 4, pl. 3. La bride avait encore de graves inconvénients: ainsi, lorsqu'on introduisait la sonde, elle tombait sur les doigts de l'opérateur, ce qui était très ennuyeux; il fallait cinq à six tours pour visser cette bride à la pièce à robinet; la sonde tournait, et souvent sa courbure n'était pas, par rapport à la disposition du chalumeau, dans le sens le plus convenable. Il est vrai qu'une *goutte d'étain* placée sur la sonde, près du raccord, indiquait la situation de sa courbure. Bien que la bride fût un bon ajustage, elle ne convenait pas ici, à cause du temps qu'il fallait par ce moyen pour réunir la sonde au chalumeau.

Je cherchai donc une autre sorte d'articulation, et je fis un *frottement* M (fig. 4, pl. 5) avec un *point d'arrêt* à la pièce à robinets, et une *mortaise* O dans le pavillon N de la sonde, fig. 6. Ce frottement tient du *robinet* et de la *baïonnette* ; il est très solide et tout à fait commode ; la sonde est ajustée, mise en place et enlevée avec la plus grande rapidité : c'est la perfection de l'ajustage d'une sonde, pour la vitesse et la sûreté. La sonde A se visse à la pièce à baïonnette, qui peut servir pour plusieurs sondes ; on peut également avoir à toutes les sondes des pièces fixes à baïonnette.

Le tube de l'injecteur L, fig. 2, implanté à 15 millimètres en avat et à gauche du robinet régulateur C, se dirigeait obliquement en arrière, dans une longueur de 4 centimètres ; son pavillon I offrait 8 millimètres de diamètre, et son robinet 9 millimètres de diamètre sur 22 millimètres de longueur : on voit donc qu'il était importun et embarrassant. Je fis *percer* le robinet régulateur C, fig. 5, d'un *trou nouveau* J, de 5 millimètres, communiquant dans le premier conduit ; je fis placer un *tube* R, d'un centimètre de longueur, dans la *paroi gauche* du robinet régulateur, pour communiquer avec l'ouverture intérieure du conduit V. Ainsi l'injecteur était conservé et j'avais en même temps rendu la pièce à robinet du chalumeau beaucoup plus simple et d'une manœuvre plus facile.

La pièce à robinet figure 4, qui était autrefois d'une longueur de 95 millimètres, se réduisit à 83 millimètres ; les robinets régulateur C et de l'exeat D, qui avaient chacun 4 centimètres de longueur, furent réduits à 3 centimètres. Le tube élastique H du chalumeau était composé par une spirale en fil de fer étamé, recouvert de gomme élastique et d'un tissu de coton qui empêchait la souplesse. Les fils de fer ou de cuivre, quoique étamés ou argentés, *s'oxydaient*. J'appliquai à ces sortes de tuyaux, qui sont toujours dans l'eau, une spirale de fil de *maillechort* recouvert d'une *simple couche* de caoutchouc ; alors l'oxydation n'était plus à craindre, et le tuyau était parfaitement élastique.

Lorsqu'un tuyau a sa spirale en *fer étamé*, l'oxyde ne tarde pas à la corroder ; cependant un tuyau à spirale de fer étamé a résisté plusieurs années. Il ne serait pas prudent pour la vessie d'employer un tube *vieux* ou même un *neuf* sans qu'il fût *lavé* plusieurs fois avant la séance, parce que l'oxyde de fer, ou même des *paillettes* de fer pointues et longues de 4 à 6 millimètres, se détachent des vieux tubes, tandis que les nouveaux ne laissent sortir qu'une rouille impuissante à blesser la vessie.

Ces améliorations obtenues, je perfectionnai de même toutes les parties du lithéréteur. L'on doit se rappeler que le lithéréteur à tube plongeur, fig. 3, agissait comme un siphon ; je compris que, pour faire cesser cet effet, il fallait changer la disposition générale de l'appareil. Comme celui-ci aspirait malgré moi, je le rangeai de manière qu'il *injectât* plutôt la vessie ; il était plus rationnel de maintenir la vessie pleine d'eau que de la laisser constamment se contracter par une aspiration qui gênait l'opérateur, puisqu'il lui fallait la vaincre pour faire l'injection dans la vessie. J'entrai donc volontiers dans une voie nouvelle qui devait me conduire à une perfection remarquable.

LITHÉRETEUR A FLOTTEUR.

Le lithéréteur à tube plongeur agissant comme un siphon, je n'en étais pas maître ; il fallait obtenir l'effet inverse. Puisqu'il aspirait malgré moi, je voulus de préférence qu'il eût la disposition nécessaire pour *injecter* sans cesse dans les moments de repos de l'opérateur, car il est préférable que la vessie soit maintenue pleine et prête à permettre l'aspiration.

Au lieu de laisser le chalumeau à la partie supérieure X du récipient F, pl. 5, fig. 3, je le plaçai à la *paroi inférieure* A, pl. 6, fig. 1. Mais bientôt, et sans faire exécuter cette modification, je vis qu'il ne pouvait être fixé qu'à la partie *latérale* et inférieure D, fig. 2. En effet, pendant l'opération, le globe aurait inévitablement présenté sa partie inférieure A du côté du malade par un mouvement de bascule, de sorte qu'il était mieux de placer le chalumeau de suite dans le lieu le plus pratique.

Je fixai donc le chalumeau à *l'exeat* D, dont je supprimai le robinet, que je fis remplacer par le frottement à point d'arrêt B, pl. 6, fig, 3, et j'articulai le chalumeau à ce frottement par une baïonnette faite à l'instar de celle de la sonde. L'on voit du premier coup-d'œil le résultat : l'eau qui remplit le récipient, dont le niveau est élevé, trouvant la paroi ouverte dans la partie inférieure et latérale X, passe par le chalumeau E et par la sonde A dans la vessie ; aidé par l'insufflation, son courant devient rapide. Le chalumeau est désormais dans le lieu le plus convenable.

L'*aspirateur* F, avec son tuyau élastique I à suçoir G où à pompe, fut placé alors à la partie *supérieure* de l'embout supérieur du récipient; mais comme l'eau, entraînée par l'aspiration, pouvait remonter dans la bouche par l'aspirateur, ou dans la pompe lorsqu'on s'en sert, je plaçai un *flotteur de liége* R muni d'un *cône* V supporté par un fil aussi métallique. Quand l'eau, par l'aspiration, s'élève dans le récipient, le flotteur fait monter le cône, qui ferme hermétiquement une cavité du conduit de l'aspirateur. L'aspiration n'ayant plus lieu, l'eau cesse de monter dans le récipient; cela avertit l'opérateur, qui fait une nouvelle injection. Le flotteur est donc une barrière infranchissable à l'eau du réservoir.

Cet instrument (fig. 2, pl. 6), est une véritable perfection : on suspend le récipient à l'aide d'un cordonnet de soie à un bouton du côté gauche de l'habit de l'opérateur, qui peut, de cette manière, se servir seul de l'appareil avec la plus grande facilité ; enfin ici tout est prévu relativement au récipient et au chalumeau.

Mais une chose demandait encore un perfectionnement : c'était le *bout* des sondes.

La sonde à deux échancrures, H et I, pl. 10, dont j'ai parlé, ne satisfaisait point en pratique : c'était cependant elle et la sonde à *deux yeux* A qui devait être la base de l'amélioration.

Dans la première expérience sur l'homme vivant, la sonde élastique à deux yeux avait très bien fonctionné ; d'un autre côté, sur table, dans des vessies artificielles, la sonde à deux échancrures, qui a deux languettes métalliques, allait à merveille, et empêchait, comme la sonde à deux yeux, la succion et le clapètement.

Je fis souder un fil métallique de 3 cent. par ses deux bouts aux deux bords latéraux de la sonde ouverte à son extrémité, fig. J, pl. 10, et j'obtins une *anse* de la largeur de la sonde, dont le résultat est intermédiaire à celui de la sonde à deux yeux et à celui de la sonde à échancrures. En effet, *la sonde à anse* J n'est qu'une sonde à deux yeux, la courbure de l'anse formant le bout de la sonde; de même qu'elle n'est aussi qu'une sonde à échancrure, dont les languettes viennent se réunir par leurs extrémités : leur réunion forme l'anse et fait ainsi qu'elles ne peuvent plus blesser la vessie.

La sonde à anse est très utile, parce qu'elle aspire à plein tube et que la disposition de l'anse empêche la succion et le clapètement. Un *mandrin* en baleine, que j'ai calculé au compas et que j'ai fait à *gorge étroite*, ferme l'ouverture de la sonde par sa tête, qui reçoit l'anse dans une rainure transversale; le corps du mandrin est flexible et se prête à son entrée et à sa sortie de la sonde ; son manche est aplati, et rayé pour qu'il ne glisse pas dans la main; un *tenon* métallique placé sur le manche rentre dans la mortaise de la baïonnette au pavillon de la sonde, et tient le mandrin dans cette dernière d'une manière fixe : aussi cette sonde et son mandrin forment une pièce fort remarquable.

APPLICATION DU LITHÉRÉTEUR A FLOTTEUR ET DE LA SONDE A ANSE SUR UNE FEMME VIVANTE.

Le 10 juillet 1845, je fis coucher une femme sur une table, les jambes écartées; la sonde, garnie de son mandrin et huilée, fut introduite dans la vessie. Le mandrin retiré, j'articulai la sonde au chalumeau tenant au récipient plein d'eau froide qui pendait par une ganse à ma boutonnière du côté gauche. J'ouvris le robinet régulateur, et j'injectai par insufflation l'eau du récipient dans la vessie. Cet organe était petit; l'eau froide le faisait se contracter et le rendait un peu indocile à recevoir l'injection. Cependant j'injectai très bien la vessie, et, quand elle était pleine, j'aurais pu faire souffrir la femme par une injection forcée.

J'ai *injecté sept fois* la vessie et j'ai *aspiré sept fois* le liquide de l'injection *sans aucune douleur* et sans *succion* ni *clapètement* de la membrane ; l'eau est revenue tout à fait *claire* comme elle était entrée. J'ai *tourné* et *retourné* en tous sens la sonde dans la vessie, sans faire souffrir la femme, sans lui donner aucune envie d'uriner, et cependant c'était une femme très sensible.

Ce que j'ai remarqué ici est utile à constater : c'est que dans les vessies qui se contractent il y a *deux* mouvements, celui de la *totalité* de la membrane, qui revient sur elle-même, et celui d'*aspiration*, qui se passe au bout de la sonde et qui agit dans un lieu réduit.

L'aspiration a besoin d'être *faible* dans les vessies qui se contractent; il faut que la force du courant d'eau produit par l'aspiration, ajoutée à celle du courant d'eau engendré par la contraction de la vessie, forment ensemble un courant assez fort pour faire cheminer les pierres dans le chalumeau: c'est donc à l'opérateur à *régler* cela en opérant. L'emploi de la pompe pour les petites vessies est peut-être à rejeter, parce qu'avec elle on ne peut point modérer l'aspiration comme avec la bouche.

RÉSUMÉ

SUR LA DISPOSITION GÉNÉRALE DE L'APPAREIL GÉNITO-URINAIRE DANS LES DEUX SEXES.

Les reins (*Pl.* 7), organes sécréteurs de l'urine, placés dans la région lombaire, sur le scôtés de la colonne vertébrale, sont souvent recouverts de graisse et correspondent par leur partie antérieure au péritoine. Le rein gauche est plus élevé que le droit dans les cas ordinaires. La forme de cet organe est celle d'un haricot dont la concavité serait tournée en dedans, et c'est du centre de cette cavité, où se trouve le bassinet, que part l'uretère, qui porte l'urine dans la vessie.

La vessie est le réservoir de l'urine. Située dans la région hypogastrique, cette poche membraneuse est utile pour que l'homme ne soit point sans cesse souillé par l'urine; elle est placée entre le pubis et la matrice chez la femme, et entre le pubis et le rectum chez l'homme. Quant à ses faces latérales, elles sont à droite et à gauche et répondent aux cavités correspondantes du bassin. Dans la partie supérieure, regardée comme le fond de la vessie, on trouve l'origine d'un ligament appelé ouraque, qui se termine à l'ombilic.

La vessie est parfois ovoïde ou arrondie; son col est en forme d'entonnoir, et c'est là que prend naissance le canal de l'urètre. Le bas-fond est percé de trois ouvertures : l'antérieure est le col de la vessie; les deux autres, postérieures, sont les orifices des uretères, qui forment les limites d'une surface appelée trigône-vésical. Un petit tubercule, nommé par Lieutaud luette vésicale, se trouve quelquefois près du col. Toute la partie qui répond à la paroi inférieure est ce qu'on nomme le bas-fond.

Le péritoine recouvre la vessie à sa partie supérieure, postérieure, latérale et peu en avant; partout où le péritoine n'existe pas, une couche celluleuse renforce la vessie, et sans elle la muqueuse serait à nu entre les fibres de la musculeuse, qui, excepté au bas-fond et au voisinage de l'ouraque, sont rares et écartées.

La plus grande partie des fibres qui composent la tunique charnue sont dirigées suivant l'axe de l'organe ; quelques unes seulement sont transversales ; les premières naissent presque toutes du col, et se dispersent par petits faisceaux sur les diverses parois, excepté sur la supérieure, où cette tunique est formée par quelques fibres qui naissent audevant de l'ouraque. Ce sont quelques uns des faisceaux dont il vient d'être parlé qui soulèvent à l'intérieur la membrane muqueuse et constituent ce qu'on appelle des *colonnes charnues*; ce sont les *hernies* de la membrane muqueuse à travers les colonnes charnues qui constituent les *loges*. La tunique muqueuse tapisse tout l'intérieur de la vessie ; elle est assez mince, blanchâtre, surtout vers le col ; une couche extrêmement dense et mince unit la musculeuse à la muqueuse, et fut appelée par les auteurs nerveuse.

Une substance blanchâtre, comme fibreuse, forme le col et envoi des prolongements au trigône, et au verumontanum, qui se trouve au commencement de l'urètre et à la partie inférieure. C'est la résistance que le col emprunte de cette structure particulière, dit Bichat, qui s'oppose à la sortie de l'urine qui aurait continuellement lieu en vertu de la tendance de la vessie à la contraction permanente. Cependant quelques anatomistes ont cru à l'existence d'un sphincter. Haller dit qu'on n'est pas d'accord sur le lieu qu'il occupe. Les muscles du périnée ont une grande puissance sur le col et le bas-fond de la vessie.

La vessie reçoit ses artères de l'iliaque interne immédiatement, ou des branches de ce tronc principal ; ses veines vont se rendre dans le plexus hypogastrique.

Le plexus nerveux du même nom, auquel concourent des nerfs des ganglions et quelques uns de la moelle épinière, envoie des ramifications nombreuses à cet organe.

Les artères vésicales, en nombre très variable, ont différentes origines; toujours l'artère ombilicale en fournit deux ou trois qui descendent sur le côté de la vessie et se ramifient entre ses tuniques; d'autres naissent de l'hémorroïdale moyenne, de la honteuse interne, de l'obturatrice ; ordinairement l'hypogastrique en fournit une qui naît, soit à côté de l'ombilicale, soit par un tronc commun avec elle. Cette artère gagne la vessie près de son bas-fond et lui donne de nombreux rameaux, ainsi qu'au commencement de l'urètre, et, chez l'homme, à la prostate, aux vésicales séminales et au conduit déférent.

Les veines vésicales naissent de l'hypogastrique au même endroit que l'obturatrice chez l'homme; dès leur origine elles fournissent beaucoup de rameaux qui, se portant entre le rectum et la vessie, se distribuent principalement aux vésicules séminales, sur lesquelles ils forment un réseau; elles se dirigent ensuite sur les parties latérales et inférieures de la vessie, où elles forment par leur réunion un plexus très étendu, dont les branches volumineuses se répandent dans toutes les directions, soit sur la vessie, soit sur la prostate ; plusieurs veines vésicales continuent leur trajet horizontal sur les côtés de la vessie jusqu'à l'arcade du pubis.

Chez la femme des rameaux plus nombreux encore se portent entre le vagin et le bas-fond de la vessie, et se répandent sur ces deux organes, en s'anastomosant fréquemment ensemble et avec ceux du côté opposé. Mais les veines vésicales elles-mêmes se dirigent sur les côtés de la vessie et du vagin, où elles forment un plexus très considérable.

Les vaisseaux absorbants vésicaux s'entrecroisent en suivant les vaisseaux sanguins et vont se réunir avec les absorbants sacrés et utérins au plexus absorbant hypogastrique. Après avoir reçu le plexus hypogastrique, le plexus iliaque externe remonte sur les côtés de la colonne vertébrale; ces vaisseaux se terminent dans les glandes lombaires, d'où partent les premières racines immédiates du conduit thoracique.

Ces veines et ces vaisseaux absorbants de la vessie *sont deux voies ouvertes à la résorption purulente* qui a si souvent lieu chez les *vieillards*, et en général chez tous les sujets atteints *du catarrhe.*

La forme de la vessie est aussi variable que sa capacité; toutes les vessies ne se ressemblent pas plus dans tous les hommes que les autres parties: il y en a qui font, pour ainsi dire, la poire, étant très larges par le fond et très étroites du côté du col; d'autres sont presque aussi larges du côté du col que du côté de leur fond. Ces variations peuvent répondre à la figure du bassin, qui est quelquefois fort large et d'autres fois très étroit. Il y a des vessies qui sont naturellement très étroites à l'endroit où les deux uretères s'ouvrent dans leur cavitéet qui sont très larges au dessus ou en arrière du trigône. Celles-ci, lorsqu'elles ont *souffert* quelque temps par la *présence d'une pierre*, deviennent quelquefois si étroites dans cet endroit, que cela semble former *deux vessies* qui font ensemble la figure d'une calebasse, savoir : une petite vessie où se trouve l'orifice du canal, et une grande qui y est continue. C'est dans la partie postérieure qui sépare l'entrée des deux uretères que se fait le rétrécissement; la membrane enflammée s'épaissit et forme *une espèce d'épaulement, qui soustrait la pierre cachée derrière à la reconnaissance de la sonde.*

On a vu des vessies où il y avait un ou plusieurs *enfoncements* formant dés *cel-*

lules propres à cacher des noix, Ces cellules étaient placées indifféremment proche le col ou à son fond, mais toujours sur les côtés, vers la partie postérieure. (*Voyez* Heister, tab. 32, qui en donne un dessin remarquable dans sa *Chirurgie.*)

On a aussi vu des vessies dont l'entrée des uretères était tellement dilatée, qu'il semblait que la pierre y eût séjourné un temps assez considérable.

Quand la vessie est distendue outre mesure par l'urine, ce liquide s'accumule dans les uretères et dans les bassinets; ces organes éprouvent une irritation plus ou moins forte, et les uretères s'élargissent quelquefois à un tel point, qu'ils acquièrent *le calibre du petit intestin.*

La capacité de la vessie est aussi variable que sa forme : on en a remarqué qui pouvaient contenir *plusieurs pintes* de liquide, et d'autres qui n'en contenaient que *quelques cuillerées.* Aussi on ne peut point assigner de grandeur fixe à cet organe. Seulement ce sont ordinairement les vessies *malades*, ou qui contiennent des *corps étrangers*, qui ne peuvent retenir que quelques cuillerées d'urine, tandis que les grandes sont peu à peu distendues chez l'homme *social*, parce qu'il se retient, se trouvant dans des circonstances où il lui est impossible de satisfaire le besoin d'uriner. Mais en général les vessies peuvent contenir de 100 à 300 grammes de liquide. On doit, parmi les vessies malades ou qui ont des graviers, en considérer de deux sortes : celles qui se *contractent*, et celles qui sont dans *l'inertie.* En *lithérétie* tous ces détails sont utiles à connaître.

La vessie, que j'ai décrite jusqu'au verumontanum, se continue avec l'urètre, qui est le conduit excréteur de l'urine et du sperme. Ce canal s'étend du col de la vessie à l'ouverture du gland. Les anatomistes le divisent en trois portions. La plus voisine de la vessie a reçu le nom de prostatique; elle a douze ou quinze lignes de longueur; elle commence au verumontanum, saillie oblongue sur laquelle s'ouvrent en avant et sur les côtés les conduits éjaculateurs et en arrière les canaux excréteurs de la glande prostate. La seconde portion de l'urètre a reçu le nom de membraneuse. Elle a de 9 à 11 lignes de longueur. Le reste de l'upètre est formé par une seule portion nommée spongieuse; c'est une des parties qui constituent le pénis; elle a de six à sept pouces de longueur. Elle commence en arrière par un renflement J oblong, pyriforme, nommé bulbe, et se termine par un autre qui constitue le gland. Depuis le bulbe jusqu'au gland, l'urètre présente une cavité cylindrique qui s'élargit dans l'intérieur de ce dernier pour former la fosse naviculaire; après quoi le canal se rétrécit beaucoup, et se termine au sommet du gland par une ouverture oblongue longitudinale.

La membrane de l'urètre dans la région prostatique est renforcée par la prostate, qui l'embrasse exactement; dans la région membraneuse c'est par une membrane blanchâtre, lamelleuse et extensible; dans la portion spongieuse c'est par les corps caverneux, et inférieurement par la peau.

L'étendue de l'urètre n'est pas la même chez tous les sujets. On trouve en général dans les ouvrages que l'urètre a dix ou douze pouces de longueur. Ducamp dit que c'est une erreur, et qu'il n'a que rarement plus de neuf pouces, et très souvent moins. Le travail de Whately sur quarante-huit sujets prouve qu'il n'a que huit à neuf pouces de longueur.

Quant à la *largeur* de l'urètre, chose plus importante que sa longueur (planche 8), les recherches d'Everard-Home, faites en injectant dans l'urètre de la cire fondue et mesurée après dissection avec un compas d'épaisseur, prouvent que le canal de l'urètre *a quatre lignes* dans la plus grande partie de son étendue, et que le méat urinaire est la partie la plus *rétrécie* et se trouve de *deux lignes et demie à trois lignes de largeur ;*

Ainsi, en *débridant* du côté du *frein*, comme le conseille Lassus, seulement *d'une ligne* à *une ligne et demie*, on introduit dans l'urètre une sonde de *quatre lignes*. Avec une telle largeur on peut *obtenir* des graviers énormes. Mais les sondes de *trois lignes* qui traversent l'urètre naturellement sont suffisantes pour la majorité des cas de lithérétie.

ORIGINE DES CONCRÉTIONS URINAIRES ET LEUR CLASSIFICATION.

L'urine sécrétée par les reins est formée d'une grande quantité d'eau tenant en dissolution des *matières solides*. L'eau ne peut dissoudre que jusqu'à son point de *saturation*, c'est-à-dire que lorsqu'elle contient tout ce qu'elle peut *dissoudre*; le reste des matières se *précipite*.

Ces faits, que les usages ordinaires de la vie ont rendus familiers à chacun, et que l'on peut vérifier dans une foule de circonstances, expliquent la première origine de la gravelle. En effet notre urine est formée par de l'eau qui tient en dissolution un certain nombre de substances différentes qui ont plus ou moins de tendance à abandonner le liquide où elles sont dissoutes, et à se précipiter sous diverses formes.

C'est à cette source qu'il faut rapporter les dépôts fréquents qu'offre l'urine dans l'état de la plus parfaite santé et ceux qui ont lieu dans les maladies, et qui se *précipitent* soit dans les *voies urinaires*, soit dans les *vases*. (*Magendie*.)

Ainsi la gravelle n'est qu'un *sédiment qui s'est déposé dans les reins*; souvent dans le monde, et même parmi les médecins, on donne le nom de gravelle à toutes les petites concrétions qui passent par l'urètre et qui s'échappent seules des voies urinaires. Mais cela ne doit point être reçu dans la science ; le mot de *gravelle* ne doit être donné qu'au sédiment.

Les anciens donnaient à la gravelle ou sédiment le nom d'*uresis*, que je lui donne moi-même, pour lui conserver le nom scientifique. L'uresis est une poussière impalpable dont les grains, vus au microscope, ont dans leur petitesse le luisant, l'aspect et la forme, d'une concrétion volumineuse. C'est la *réunion* des grains d'uresis par le *mucus* qui forme les pierres, appelées par Linnée *concrétions*.

Les concrétions se forment dans *plusieurs endroits* des voies urinaires et présentent des caractères différents suivant les lieux où elles se sont développées. On peut les diviser en *néphrolithes*, *uranolithes*, *cistolithes* et *uriolithes*, ou concrétions des reins, des uretères, de la vessie et de l'urètre. (Pl. 8.)

La *dimension* des concrétions varie depuis la grosseur de plusieurs grains d'uresis jusqu'au plus gros volume que peuvent contenir le bassinet, l'uretère, la vessie et l'urètre.

Si l'uresis formé en plus ou moins grande quantité dans le rein, et ne pouvant sortir par un uretère trop rétréci, se *concrète* avec les matières *muqueuses* que sa présence a fait rendre à la membrane du bassinet, il se forme alors des concrétions qui sont arrondies ou ovalaires. Les ovalaires semblent s'être formées au commencement de l'uretère, où elles étaient placées comme un bouchon, car elles sont pointues d'un bout, qui doit être l'inférieur. Elles dilatent peu à peu l'uretère et *tombent* dans la vessie. Toutes n'ont point le même sort : il y en a qui *restent* dans le bassinet, s'y développent, y deviennent énormes, présentent des digitations et toutes les anfractuosités du bassinet ; voilà ce qu'on doit appeler des *néphrolithes*, ou pierres du rein, de νεφρὸς, rein, et λίθος, pierre.

Les petites concrétions formées dans le bassinet sont quelquefois arrêtées dans les uretères, ou bien de l'uresis, en descendant, se concrète lui-même dans ce conduit, et, puisque l'on trouve des pierres dans les uretères, il doit arriver alors que la concrétion, se *tournant en travers*, laisse le passage libre à l'urine et se développe sans gêner le cours de ce liquide. Ces sortes de concrétions sont des *uranolithes* ou pierres des uretères, de ουράνα, uretères, et λίθος, pierre.

Souvent les concrétions que l'uresis avait formées dans les reins ou les uretères se rendent dans la vessie, et là se développent et acquièrent un grand volume ; d'autres fois l'uresis lui-même se concrète dans la vessie au moyen des matières muqueuses qui s'y rencontrent dans certains états de cet organe. Le développement de l'ammoniaque dans le réservoir de l'urine contribue aussi à former avec le sédiment urique des concrétions tendres particulières, qui s'agrégent très promptement et sont constituées par tout ce que le bas-fond de la vessie contient de corps étrangers.

Les pierres de la vessie sont plates, triangulaires, ou, si elles sont d'un grand volume, elles ont la forme de la vessie.

Les concrétions formées dans les reins ou les uretères et qui se développent dans la vessie ne prennent pas toujours cette forme ; aussi trouve-t-on des pierres rondes et ovoïdes.

La Faculté de médecine de Paris possède dans sa collection un calcul, trouvé dans la vessie d'un cadavre, de dix-huit centimètres sur douze, ce qui répond à six pouces et demi sur quatre pouces et demi.

Il y a aussi des concrétions qui prennent de l'accroissement dans les loges de la vessie et qu'on nomme *chatonnés, enkystées.*

Quand il y a plusieurs pierres, dans certaines circonstances, elles présentent des *facettes* qui sont produites par leur accolement, elles ne grossissent jamais au point de contact; enfin on a vu des pierres de la vessie se prolonger jusque dans la portion prostatique.

Au centre des concrétions de la vessie, on trouve la plupart du temps un *noyau* (pl. 8, fig. 35) qui est rond, ovale ou irrégulier; c'est une concrétion tombée du rein, qui, n'étant point sortie par les urines, s'est *incrustée* d'uresis et s'est développée dans la vessie.

Nous tirons de ce fait pratique la règle suivante : *qu'il faut visiter la vessie des sujets qui rendent du sédiment ou de petites concrétions, parce que tout ne sort pas.*

Les concrétions de la vessie, bien différentes de celles du rein et de l'uretère, prennent le nom de *cystolithes* ou pierres de la vessie, de κύστις, vessie, et λίθος, pierre.

L'uresis se dépose quelquefois dans les orifices des conduits excréteurs de la prostate et des testicules, de même que dans ceux des sinus muqueux de Morgagni, qui sont parfois très larges au bulbe; cependant ces cas sont assez rares lorsque le canal de l'urètre est libre. Les concrétions de la vessie ou des reins s'engagent aussi dans l'urètre et s'y développent. Dans les cas de rétrécissement, une ou plusieurs concrétions peuvent séjourner derrière l'obstacle et prendre dans ce lieu un accroissement assez considérable. Quand il y a des fistules ou des fausses routes produites par les instruments, des matières urésiennes s'y introduisent et y prennent de la solidité et du volume : toutes ces pierres sont appelées *urétrales.* Nous leur donnons le nom générique d'*uriolithes* ou pierres de l'urètre, de οὐριας, urètre, λίθος, pierre.

Mais, pour les différencier, nous les caractériserons par les mots suivants : les concrétions de la prostate, uriolithes de la *prostate*; celles des fistules, uriolithes *fistulaires*; celles des lacunes de Morgagni, uriolithes *cellulaires*; celles de l'urètre en général, uriolithes *urétrales*. Les uriolithes prendront le nom de la portion où elles se seront développées.

Les uriolithes de la prostate sont ordinairement multiples, et dans ce cas elles ont des *facettes*. Quand il n'y en a qu'une, elle est arrondie et présente une espèce de prolongement terminé en pointe ; alors on est sûr qu'elle est unique dans la loge où elle a pris naissance. Les calculs de la prostate existent particulièrement chez les vieillards.

En général les uriolithes présentent la forme olivaire, mais il s'en est trouvé qui formaient des anneaux pour laisser passer l'urine.

La formation des graviers dans les voies urinaires est une complication extrêmement fâcheuse de la rétention d'urine causée par le rétrécissement de l'urètre : car ces corps, à moins qu'ils ne soient infiniment petits, ne peuvent traverser l'obstacle ; ils restent derrière lui et y acquièrent quelquefois un volume assez considérable. Quelquefois aussi un plus ou moins grand nombre de calculs séjournent derrière l'obstacle. A l'ouverture du cadavre d'un vieillard qui avait une rétention d'urine ancienne, on trouva une pierre volumineuse dans la vessie, et vingt calculs dans la portion membraneuse de l'urètre, laquelle formait une large cavité, bornée en avant par un rétrécissement. A deux pouces de ce rétrécissement s'en trouvait un autre, derrière lequel était un calcul noirâtre assez volumineux.

Le plus ordinairement le calcul, poussé par l'urine, s'applique contre l'ouverture de l'obstacle, comme une soupape, et la ferme complétement. Il en résulte une rétention d'urine des plus opiniâtres, à laquelle les malades succombent souvent. » (Ducamp, pages 75 et 76.)

Maintenant je vais donner dans des tableaux la classification des différents corps étrangers qui se trouvent parfois dans les voies urinaires, ainsi que celle des gaz, des dépôts et des concrétions pierreuses.

TABLEAU DES CORPS ÉTRANGERS DE LA VESSIE DANS LES DEUX SEXES.

CORPS ÉTRANGERS EXTRAITS DE LA VESSIE.
- Bouts de sondes.
- Bouts d'instruments.
- Morceaux de bois.
- Graines de plantes.
- Barbes de graminées.
- Plumes d'oiseaux.
- Balles de plomb.
- Epingles, tiges métalliques, anneaux métalliques, fruits, etc.

GAZ DE LA VESSIE MALADE.
- Air (qui s'y introduit parfois).
- Acide carbonique (probablement).
- Hydrogène sulfuré.
- Hydrosulfate d'ammoniaque.
- Ammoniaque.

DÉPOTS QUI SE FORMENT DANS LES VOIES URINAIRES.
- *Dépôts mous.*
  - Albumineux.
  - Filamenteux.
  - Muqueux.
  - Glaireux.
  - Purulents.
  - De sang
    - critiques.
    - traumatiques.
- *Dépôts solides.*
  - Urésiens rouges,
  - — jaunes,
  - — blancs,
  - — gris,
  - — transparents,
  - appelés gravelle, sable, sédiment, urésis — impalpables.

CONCRÉTIONS PRODUITES PAR LES CORPS ÉTRANGERS CITÉS DANS CE TABLEAU, APPELÉES AUSSI, SUIVANT LEUR NATURE :
- Pierres.
- Calculs.
- Graviers.
- Magmas.
- Agglomérations.
- Agrégations.

CLASSIFICATION DES CONCRÉTIONS URINAIRES D'APRÈS LEUR

- **COULEUR.**
  - Rouges.
  - Jaunes.
  - Blanches.
  - Noires.
  - Grises.
  - Transparentes.
- **FORME.**
  - Fusiformes.
  - Longues.
  - Ovoïdes.
  - Rondes.
  - Plates.
  - Triangulaires.
  - En poire.
  - En champignon.
  - En gourde.
  - A facettes.
  - En anneau.
  - Digitées.
  - Courbes.
- **VOLUME.**
  - Depuis 1 millimètre jusqu'à 18 centimètres — Elles se divisent en
    - lithérétiques.
    - lithotritiques.
    - cystotomiques.
- **CONSISTANCE.**
  - Depuis la plus grande dureté jusqu'à la plus grande fragilité.
- **COMPOSITION CHIMIQUE.**
  - Acide urique (rouge).
  - Phosphate de chaux (blanc).
  - Phosphate ammoniaco-magnésien (gris).
  - Phosphate de chaux et phosphate triple de magnésie et d'ammoniaque (gris).
  - Urate d'ammoniaque (jaunâtre).
  - Oxalate de chaux (jaune).
  - Oxyde cystique (transparent).
  - Acide xantique (jaune par l'acide nitrique).
  - Carbonate de chaux (blanc).
- **DISPOSITION DES MOLÉCULES.**
  - Calcul alternant (couches concentriques et alternatives).
  - Calcul mixte (réunion confuse des mêmes éléments).
- **SITUATION.**
  - Libres.
  - Chatonnées.
  - Enkystées.
  - Réunies par des poils.
- **LIEU de DÉVELOPPEMENT.**
  - Néphrolithes
    - Rondes.
    - Ovoïdes.
    - Digitées.
  - Uranolithes
    - Rondes.
    - Longues.
  - Cystolithes
    - Plates.
    - Triangulaires.
    - Rondes / Ovoïdes / A facettes
      - libres.
      - enkystées.
      - chatonnées.
  - Uriolithes
    - De la prostate
      - ovoïde.
      - en champignon.
      - à facette.
    - Fistulaires.
    - Cellulaires.
    - Urétrales
      - ovoïdes,
      - à facettes,
      - en anneaux,
      - de la portion
        - prostatique.
        - membran^se^.
        - spongieuse.

Remarque.— J'ai dit qu'il y avait des vessies de *deux sortes* : celles qui se contractent et celles qui ne se contractent pas; dans les deux espèces on observe des *calculs*. Or il est prouvé que toutes les *petites concrétions* qui tombent des reins dans la vessie ne *sortent pas* par les urines. Dans l'histoire du développement de la pierre, nous avons vu que presque toutes les concrétions de la vessie présentent un petit *noyau central* qui n'était d'abord qu'un gravier *tombé du rein*. Je formule de ce fait cette conséquence :

Toute personne qui rend des mucosités, du sable ou de petites concrétions, doit se faire visiter la vessie, afin d'extraire tous ces corps étrangers, qui ne manqueraient pas de s'incruster des dépôts des urines ; ainsi elle préviendra la pierre.

Le médecin doit être ému des souffrances que les pierreux sont obligés d'endurer, soit par la lithotritie, soit par la taille, et de la mortalité. Qui n'éprouve pas un doute, une incertitude pénible, et même la crainte d'une suite grave, lorsqu'on pratique ces opérations utiles? Le progrès ne doit point s'arrêter; en rester là serait faire preuve d'une indifférence coupable. Il est plus philosophique et plus louable de prévenir la pierre dans la vessie, dans beaucoup de cas, que de faire la taille ou même la lithotritie. Ayant cette idée, j'ai cherché à éviter ces douloureuses et dangereuses opérations.

Les dimensions des concrétions à extraire, des sondes à extraction et du canal de l'urètre, doivent avoir de l'harmonie. (Pl. 8.) Le canal peut être parcouru par une sonde de *trois, quatre et cinq lignes*. Quelquefois il est utile de *dilater* le méat urinaire ou de lui faire une *petite incision* d'une ligne à une ligne 1/2. Les sondes de trois lignes passent presque chez tous les sujets, et cette largeur suffit dans la majorité des cas. La plupart des graviers, à la suite des crises de gravelle, n'ont que deux à trois lignes ; mais, en dilatant le méat, je pourrais avoir des concrétions de 3 lignes 3/4 ou huit millimètres, et de six à sept lignesde longueur, environ 15 millimètres.

Les concrétions qui peuvent passer par l'urètre sans être broyées seront appelées *lithérétiques*, c'est-à-dire qui peuvent être extraites par des lithéréteurs ; elles sont comprises depuis le sable jusqu'à quatre lignes de diamètre sur six de longueur et plus, ou $0^m,009$ sur $0^m,013$. (Pl. 8, fig. 1 à 33.) Les autres, de quatre lignes ou plus, qui, ne pouvant point passer par le canal, nécessiteraient le broiement, prendront le nom de *lithotritiques*; elles sont comprises depuis 4 lignes et plus jusqu'à un pouce, ou $0^m,009$ sur $0^m,027$. (Pl. 8, fig. 33 à 44.)

De même que dans certains cas de petite pierre on pratiquerait la taille, vu le mauvais état des organes urinaires, de même les pierres un peu grosses, friables, pourraient être broyées.

Toutes les autres pierres devraient être retirées de la vessie par un des procédés de la cystotomie, qui est bien moins dangereuse pour les grosses pierres que la lithotritie. Je crois que depuis un pouce toutes les pierres, sans réflexion aucune, doivent être extraites par la taille, à cause de la mortalité par la lithotritie. Les concrétions d'un pouce de diamètre et plus seront appelées *cystotomiques*. Ce nom n'est-il point utile pour arrêter le lithotritiste imprudent?

Ainsi, d'après ce que j'ai expliqué, *il est facile de prévenir la pierre dans presque tous les cas. Un graveleux qui fera visiter sa vessie après chaque crise de gravelle sera sûr de ne point la contracter.* Comme la partie du lithéréteur qui pénètre dans la vessie n'est qu'une *sonde sans ouverture*, puisqu'un mandrin ferme cette dernière, il en résulte qu'il se soumettra au cathétérisme le plus *simple*.

Expériences sur table avec le lithéréteur a flotteur.

Pour faire les manœuvres sur table du lithéréteur à flotteur, il faut avoir une vessie humaine ou une vessie d'animal. Je me sers avec avantage d'une vessie mince de caoutchouc (pl. 11 et 12), faite, à l'imitation de celle de l'homme, avec une sorte de sphincter, à cause de sa non-putrescibilité.

Première expérience.— Je place dans l'intérieur d'une vessie de caoutchouc une cuillerée, plus ou moins, de poudre fine de brique pilée. J'emploie la sonde de deux lignes 1/2, et je nettoie la vessie en quelques aspirations. L'injection, dont la force est remarquable, met en mouvement toute la poudre, qui va au côté opposé au bec de la sonde; on n'a donc qu'à retourner la sonde, et l'aspiration fait venir la poudre dans le récipient. Je vais expliquer ici la *manœuvre* que j'ai trouvée; je la regarde comme très importante, vu ses résultats. (Pl. 9, fig. 1 à 4.)

Jusqu'à ce jour on ne s'était point occupé de la direction de l'eau dans la vessie pendant l'injection et on ne s'était point attaché à l'étudier ; cependant l'eau ne se répand pas confusément.

Lorsque je me sers de la sonde à anse, qui est courbe et ouverte à son extrémité, l'eau, poussée avec force, frappe la paroi vésicale, se répand en nappe, et entraîne au côté opposé de la vessie tous les graviers ou les corps étrangers qui peuvent se déplacer ; si l'on affaiblit peu à peu le courant, ils y demeurent ; mais d'abord, par la force de l'injection, ils tourbillonnent dans l'organe, et, si la vessie présente une partie déclive, ils s'y déposent.

Quand le bout de la sonde est tourné à droite, ils se rendent à gauche ; s'il est tourné à gauche, ils se jettent à droite.

Si le bout de la sonde est en avant, ils vont au fond de la vessie ; si le bout de la sonde est au fond de la vessie, ils viennent se placer en avant, près du col, ou derrière le rebord de la prostate.

Ceci est très important en lithérétie, puisqu'on n'a qu'à porter le bout de la sonde au côté opposé à l'injection ou à la partie la plus déclive, et l'on trouve les corps étrangers.

Tout cela se passe au mieux pour les vessies unies et jusqu'à celles de moyenne grandeur. Dans celles dont la capacité est de quelques pintes, le courant n'aurait peut-être pas assez de force pour produire cet effet ; il doit aussi y avoir exception pour les vessies déformées.

La loi étant posée pour les sondes à courant unique, on voit de suite ce que produiraient les courants doubles des sondes à deux yeux, etc.

Deuxième expérience. — J'ai rapporté l'expérience du sable, je vais parler de celles avec des concrétions oblongues. Je place donc dans la vessie de caoutchouc une concrétion de quatre à cinq lignes de longueur, sur deux lignes et demie de diamètre, ce qui répond à $0^m,011$ sur $0^m,005$; j'injecte l'eau, et je trouve le gravier au côté opposé ; il est, à la première ou seconde aspiration, rendu dans le récipient ; il bascule très bien pour rentrer par le bout dans l'ouverture de la sonde ; cela a lieu par une faible aussi bien que par une forte aspiration.

Troisième expérience. — Je place dans la vessie de caoutchouc une certaine quantité de pierres en forme de graviers oblongs ; en quelques aspirations tout est dans le récipient.

Quatrième expérience. — Je mets dans la vessie de caoutchouc une demi-cuillerée de fragments qui peuvent passer par le bout de la sonde ; il faut à peu près sept à huit aspirations pour les extraire et les faire passer dans le récipient ; une minute à deux suffisent.

Cinquième expérience. — Je place dans la vessie de caoutchouc des graviers, des détritus, de gros morceaux de pierre ; tout ce qui peut passer par la sonde est trié, aspiré et extrait en quelques minutes.

Sixième expérience. — Je mets dans la vessie des blancs d'œufs, qui représentent les glaires des catarrhes : ils sont extraits en peu d'instants par l'aspiration.

Septième expérience. — Je place dans la vessie du sang; il est également extrait et de la même manière.

Huitième expérience. — Je place dans la vessie de la colle de farine, réduite à la consistance de pus, pour démontrer que l'on peut extraire toute espèce de matières ; et cet empois est emporté comme l'eau ordinaire.

Neuvième expérience. — Je place dans la vessie en caoutchouc des grains de blé, de riz, etc. : tout cela est extrait.

Dixième expérience. — Les épingles viennent, mais difficilement ; elles ne présentent pas assez de prise à l'aspiration ; il faut toujours les aspirer par la tête. Une fois dans la sonde, elles viennent bien; quelquefois elles s'arrêtent dans le chalumeau à la moindre inégalité.

Ainsi tout ce qui est liquide, mou ou solide, et du calibre de la sonde employée, vient dans le récipient.

Introduction de la sonde a anse sur l'homme vivant.

L'introduction de la sonde à anse chez l'homme se fait de la manière suivante : On se place à gauche du sujet, que l'on fait coucher sur le dos, le siége élevé, les jambes écartées; on tient la sonde (Pl. 10, fig. 1) enduite et garnie de son mandrin de la main droite, et la verge de la main gauche ; le pavillon de la sonde est tourné à droite de l'opérateur, afin que l'anse, qui est en travers, soit en rapport avec l'ovale du méat urinaire. Le méat une fois franchi, le pavillon de la sonde est tourné du côté du ventre et peu à peu redressé. Si le canal est libre, la sonde est bientôt dans la vessie. Le bec se trouve en haut, on le retourne en bas, ce qui se reconnaît à la baïonnette placée au pavillon, au côté opposé. On retire le mandrin en baleine en prenant point d'appui avec le bout du pouce sur une oreille de la sonde. Le mandrin retiré, on articule la sonde à la pièce à robinet du chalumeau. Ainsi tout est prêt, et dans un instant on peut faire fonctionner l'appareil, car on doit mettre préalablement de l'eau dans le récipient.

Avec cette dernière modification on ne perd pas un moment. J'ai donc réalisé le possible, et le possible ici a été admiré par tous ceux qui ont vu mes expériences.

DE L'INJECTION.

L'injection se fait à l'aide d'une seringue plus ou moins grande dont la canule se réunit par un frottement au conduit de l'injecteur.

Lorsqu'on emploie le lithéréteur à chalumeau métallique ou celui à videur, l'injection se donne forcément par l'injecteur ; elle doit emplir la vessie jusqu'à faire éprouver au malade une sensation de plénitude, car c'est la meilleure condition pour que l'aspiration soit plus longue.

Lorsqu'on se sert du lithéréteur à tube plongeur, on doit mettre assez d'eau dans le récipient pour que le tube plonge d'un pouce après l'injection faite, afin que l'on n'insuffle pas d'air dans la vessie. L'injecteur est parfois utile, quoiqu'on pratique l'insufflation de l'eau. En se servant du lithéréteur à flotteur, on peut également faire l'injection par l'injecteur, mais il existe un moyen plus commode de remplir la vessie : c'est avec le récipient lui-même ; on injecte tout son contenu. Si la vessie est plus grande que le récipient, on remplit de nouveau le récipient dans une cuvette pleine d'eau et on insuffle encore la vessie ; cela est plus tôt fait que par la seringue. De sorte que l'opérateur, avec le lithéréteur à flotteur, n'a plus besoin d'aide pour injecter.

Quand l'eau qui revient de la vessie est sale, on la vide dans une cuvette, pour l'examiner après l'opération, et on injecte de nouvelle eau propre. Cette manœuvre est très facile : ainsi le récipient sert de seringue à injection, et ce moyen est très expéditif.

L'eau des injections peut être à la température de l'air pour les vessies qui ne se contractent pas. Cependant, si on s'apercevait que l'eau froide fît naître de la sensibilité, on prendrait de l'eau exactement tiède. Lorsqu'on a affaire à une vessie irritée ou sensible, on doit prendre de l'eau tiède, parce qu'elle fait moins contracter l'organe urinaire.

DE L'ASPIRATION AU MOYEN DE LA BOUCHE.

A l'aide de la bouche et de la poitrine, on peut produire dans le lithéréteur à flotteur plusieurs sortes d'aspirations que je vais énumérer :

1° Une aspiration forte et régulière ;

2° Une aspiration forte augmentant d'intensité ;

3° Une aspiration forte et subite ;

4° Une aspiration faible et régulière ;

5° Une aspiration faible et augmentant d'intensité ;

6° Une aspiration faible et subite.

Puis il existe tous les degrés intermédiaires à ces différentes aspirations.

Il y a aussi :

7° Des aspirations saccadées faibles et fortes ;

8° Une aspiration qui se fait en pipant, que je nomme coup de pipe.

La force d'aspiration peut se graduer comme 1, 2, 3, 4, 5, 6, 7, etc. Faite avec la bouche, elle se mesure à la volonté de l'opérateur, qui est soumise au besoin du moment.

Il est inutile de faire des instruments aspirateurs à anse et à pince considérables ou à grand développement, parce que l'aspiration n'aurait aucune influence sur les corps à extraire, à moins que ce ne soit un entonnoir hermétique. L'aspiration se produit toujours, dans les sondes à plusieurs ouvertures, à celle qui est située le plus près de l'aspirateur (Pl. 10, fig. B et C, en X) : car l'aspiration est dépendante du vide, de sorte que les ouvertures placées plus loin sont inutiles ; celles qui sont en regard se partagent le courant d'eau.

Par l'aspiration comme par l'injection on peut retirer dans certains cas des graviers des loges de la vessie et des lacunes de la prostate.

L'aspiration n'a point un grand éclat quand on n'obtient qu'un seul gravier; cependant, s'il est seul, elle rend un grand service à l'opéré en lui ôtant *ce noyau de pierre*, qui n'aurait pas manqué de grossir.

Par l'aspiration, en employant la sonde à anse, l'on n'attire pas les parois de la vessie; l'expérience suivante le prouve. Je place une membrane très mince de caoutchouc dans une cuvette pleine d'eau, je la recouvre de graviers; j'aspire tous les graviers dans le récipient, sans que la membrane, qui est mobile, m'en empêche.

Lorsqu'on opère sur le vivant, pour ne pas être gêné par les excréments qui peuvent exister dans le rectum, on fait administrer un lavement. Pendant l'opération on met le malade dans des positions particulières. La position sur le dos paraît bonne; on peut le laisser debout, le faire pencher en avant ou le coucher sur un des côtés. Pour l'aspiration au moyen de la pompe aspirante, il faut une pompe à large piston; mais c'est fatigant, et l'opérateur a besoin d'un aide, dont il ne peut régler l'action d'une manière satisfaisante.

RÉUNION DE LA LITHOTRITIE A L'ASPIRATION.

J'ai fait quelques tentatives pour réunir la lithotritie à l'aspiration; jusqu'à présent je n'ai pas obtenu de grands résultats. J'ai des projets de pinces, d'entonnoirs à brise-pierre, de sondes à brise-pierre, de sondes à cage (pl. 10, fig. K, L, M, N, O, P, Q, etc.); mais je pense qu'il est préférable, lorsqu'on a une concrétion trop forte pour passer par le lithéréteur, d'avoir recours aux instruments particuliers de lithotritie, puis, après le broiement, on aspire le détritus (voy. pl. 8) de la pierre qui a été broyée dans la vessie.

APPAREIL VÉSICAL ARTIFICIEL.

J'ai aussi fait un appareil pour démontrer mes instruments sur table: c'est une vessie de caoutchouc libre ou supportée par un châssis métallique, dont je donne le dessin (pl. 11, fig. 1), et qui est très commode pour s'exercer aux opérations de lithérétie et même de lithotritie.

UTILITÉ DU LITHÉRÉTEUR.

Les cas dans lesquels le lithéréteur peut être utile sont nombreux, et je n'ai point la prétention de les énumérer tous ; cependant cet instrument pourra produire des avantages dans ceux que je vais citer, et qu'un tableau va mieux faire ressortir qu'une citation dans un chapitre. Je dirai seulement qu'il y a peu d'instruments en chirurgie qui soient employés dans des cas aussi multipliés que le lithéréteur, excepté l'instrument tranchant et ses variétés.

TABLEAU INDIQUANT LES CAS PRINCIPAUX DANS LESQUELS LE LITHÉRÉTEUR EST EMPLOYÉ AVEC AVANTAGE.

POUR PRÉVENIR LA PIERRE CHEZ	Les sujets urétiques qui rendent { du sédiment ; des sables ; de petites concrétions.
	Ceux qui ont de petits caillots sanguins dans la vessie, et prévenir les tumeurs que le sang y forme.
POUR EXTRAIRE LES DÉTRITUS APRÈS LA LITHOTRITIE QUAND	La vessie est saine ;
	Il existe une tuméfaction de la prostate ;
	Il se trouve des rétrécissements du canal de l'urètre ;
	Il y a des tumeurs au col de la vessie ;
	Le malade est sensible ;
	La vessie est à cellules ou à loges ;
	La vessie est à colonnes charnues ;
	La vessie est à double poche ;
	La vessie est très développée en capacité ;
	La vessie est enflammée ;
	Il y a inertie de vessie ;
	La membrane muqueuse de la vessie est fongueuse.
POUR EXTRAIRE PENDANT LE CATARRHE DE VESSIE	Les filaments ;
	Les glaires ;
	Les mucosités ;
	Les dépôts terreux ammoniacaux ;
	Le pus, et éviter la résorption purulente.
POUR RETIRER DE LA VESSIE	Le sang d'une forte hémorrhagie, et éviter son organisation et la rétention d'urine ;
	L'urine quand cet organe est paralysé et qu'il y a rétention.
POUR DIAGNOSTIQUER	La présence de la pierre dans la vessie.
POUR S'ASSURER	Qu'il ne reste point de fragments de pierre après la taille ou après la lithotritie, et prévenir une récidive en les retirant.

Ainsi le lithéréteur est nécessaire toutes les fois qu'il s'agit de laver la vessie, d'y faire des injections, ou d'en retirer des corps étrangers.

FIN.

TABLE DES MATIÈRES.

Histoire de la lithérétie. 5
Tableau indiquant les moyens lithérétiques et les instruments lithéréteurs. . 13
Des remèdes lithérétiques. 14
Des moyens lithérétiques. 14
Remarques sur les lithéréteurs anciens et nouveaux. 14
Histoire des lithéréteurs hydraulico-pneumatiques. 15
Description du lithéréteur à récipient et à chalumeau métallique. 17
Remarque. 17
Chalumeau-sarbacane, expériences sur table. 18
Lithéréteur à récipient et à chalumeau métallique. 19
Expériences sur table; 1re application sur l'homme vivant. 20
Expériences sur le cadavre; 2e et 3e applications sur l'homme vivant. 21
Lithéréteur à chalumeau élastique et à videur. 26
Expériences sur table. 26
Succion, clapètement, capotement. 27
Insufflation d'eau dans la vessie. 29
Lithéréteur à tube plongeur ou à siphon. . 29
Application sur une femme vivante. . . 30
Lithéréteur à flotteur et sonde à anse. 33
Application sur une femme vivante. . 33
Résumé sur la disposition générale de l'appareil génito-urinaire dans les deux sexes. 36
Origine des concrétions urinaires et leur classification. 41
Tableau des corps étrangers de la vessie dans les deux sexes. 46
Tableau de la classification des concrétions urinaires. 47
Remarque. 48
Dix expériences sur table avec le lithéréteur à flotteur. 49
Introduction de la sonde à anse sur l'homme vivant. 51
De l'injection. 52
De l'aspiration au moyen de la bouche. . . 53
Réunion de la lithotritie à l'aspiration. 54
Appareil vésical artificiel. 54
Utilité du lithéréteur. 55
Tableau indiquant les cas principaux dans lesquels le lithéréteur est employé avec avantage. 55

FIN DE LA TABLE.

Imprimerie de GUIRAUDET ET JOUAUST,
315, rue Saint-Honoré.

J.E. CORNAY. Chalumeaux à bouche, à tuyau élastique, à brise-pierre, et à pompe. LITHÉRÉTIE. P L. I.

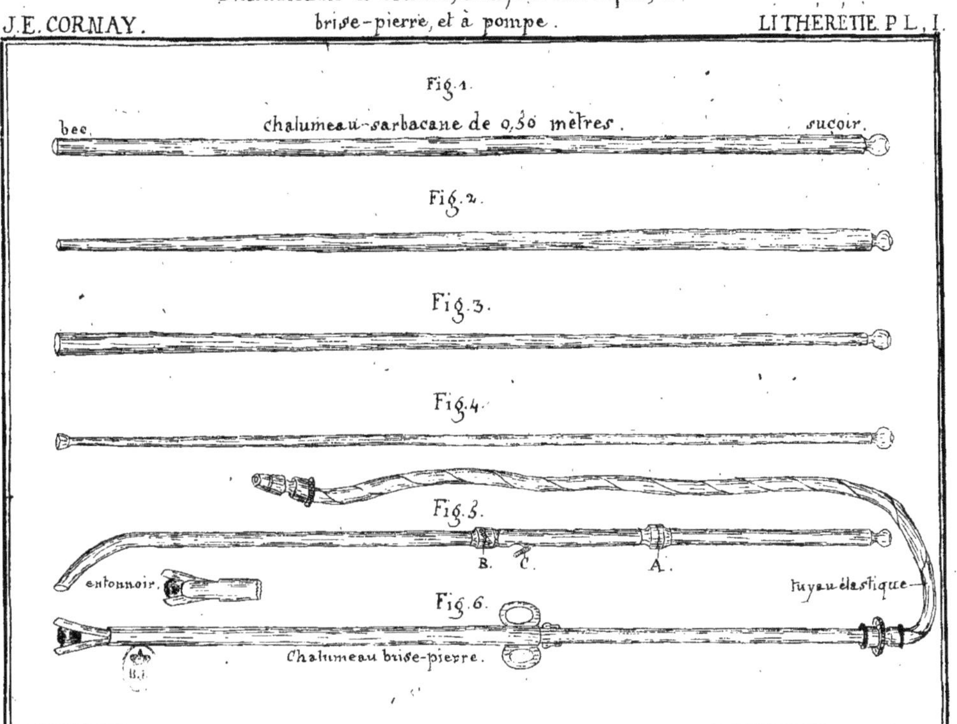

Sept. 1845.

Tentatives de Recipien, Matras de c ime a une tubulure adopté pour récipient.

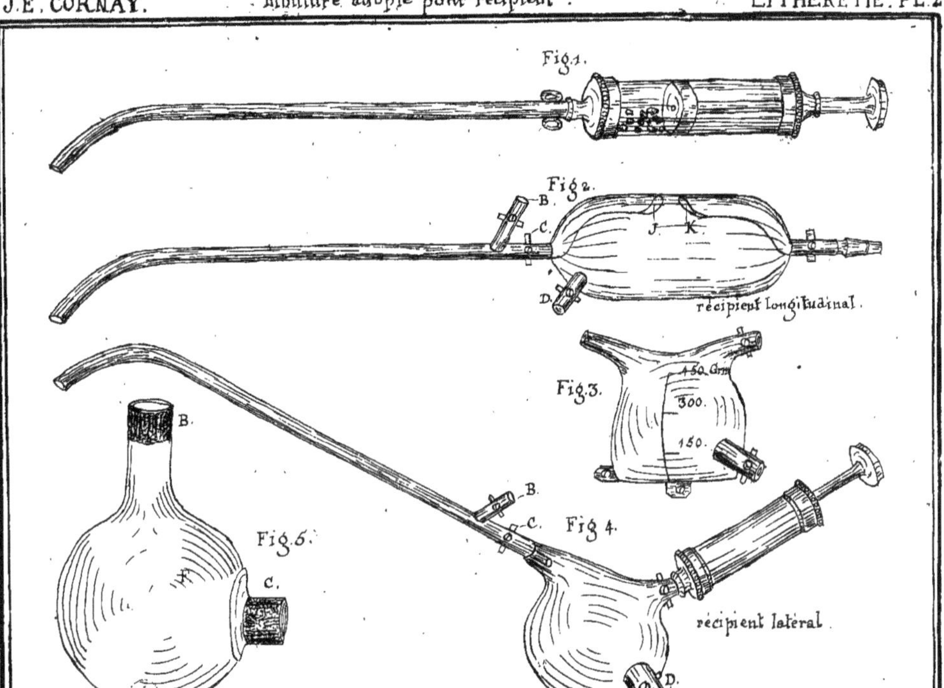

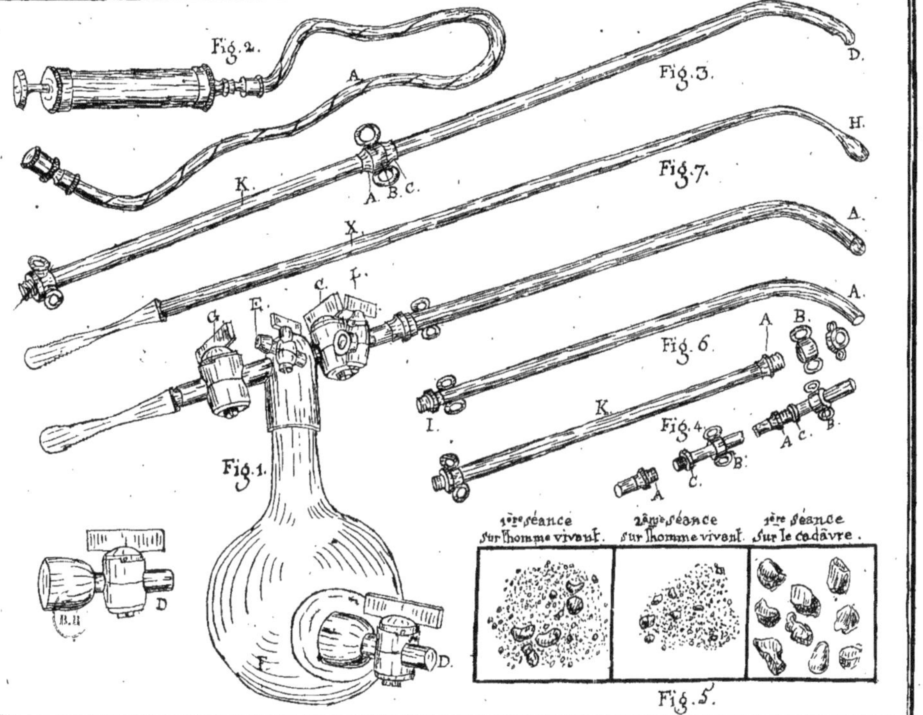

Imp. de V. Martenot, rue d'Antin, 6.

Lithéréteur à chalumeau élastique et à videur ; à pompe ou à bouche

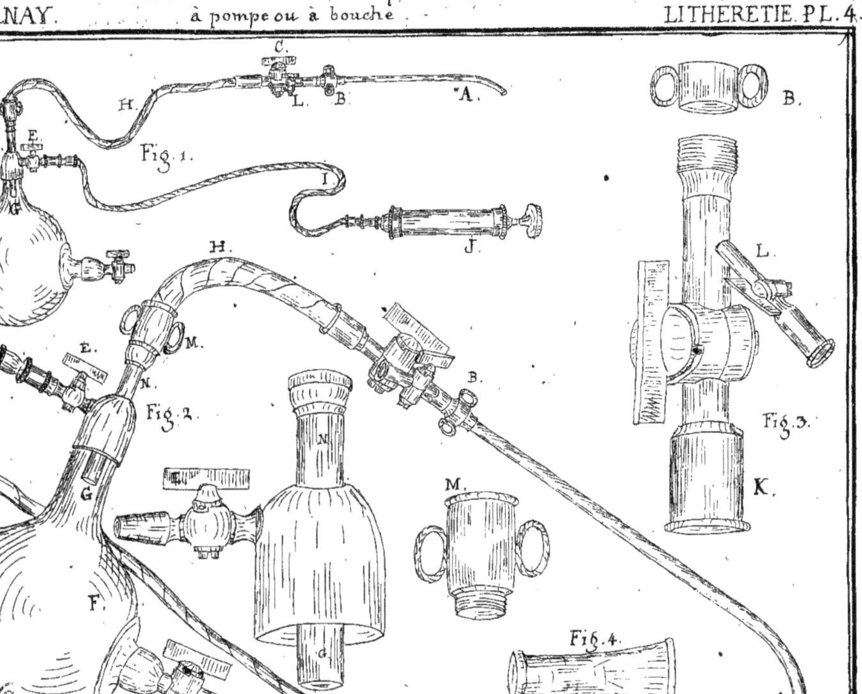

Imp. de V. Martenot, rue d'Anjou, 6
1845.

Tuyau injecteur, sonde à baïonnette, Lithéréteur à tube plongeur ou à siphon... Robinet à deux conduits.

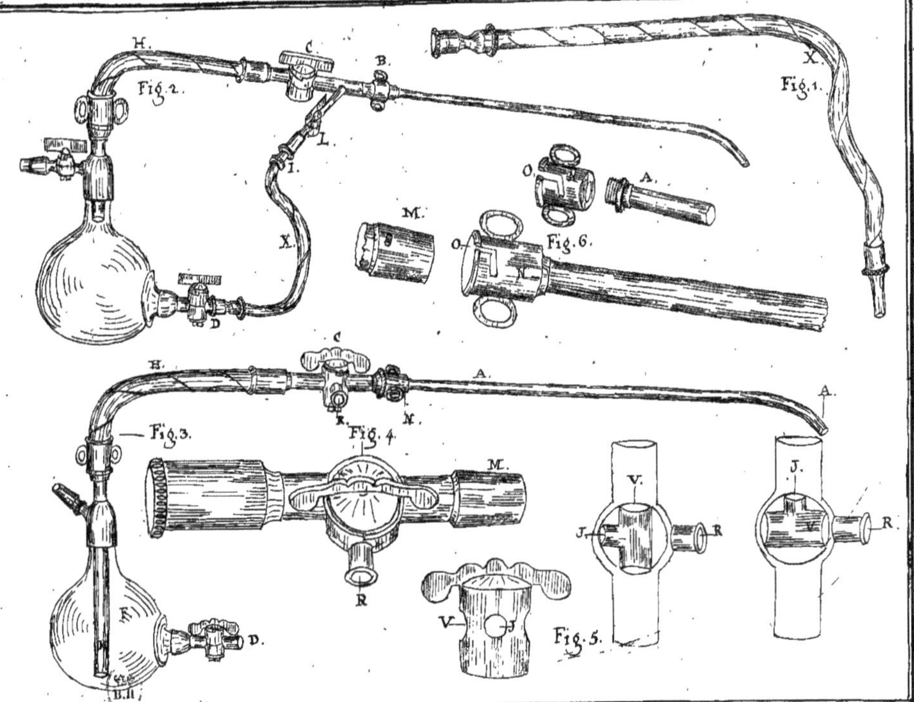

Imp. de V. Martenot, rue d'Antin, 6.

Lithéréteur à F otteur et à aspirateur à ouche.

J.E. CORNAY. Chalumeau inférieur. Chalumeau latéral. LITHÉRÉTIE. PL. 6.

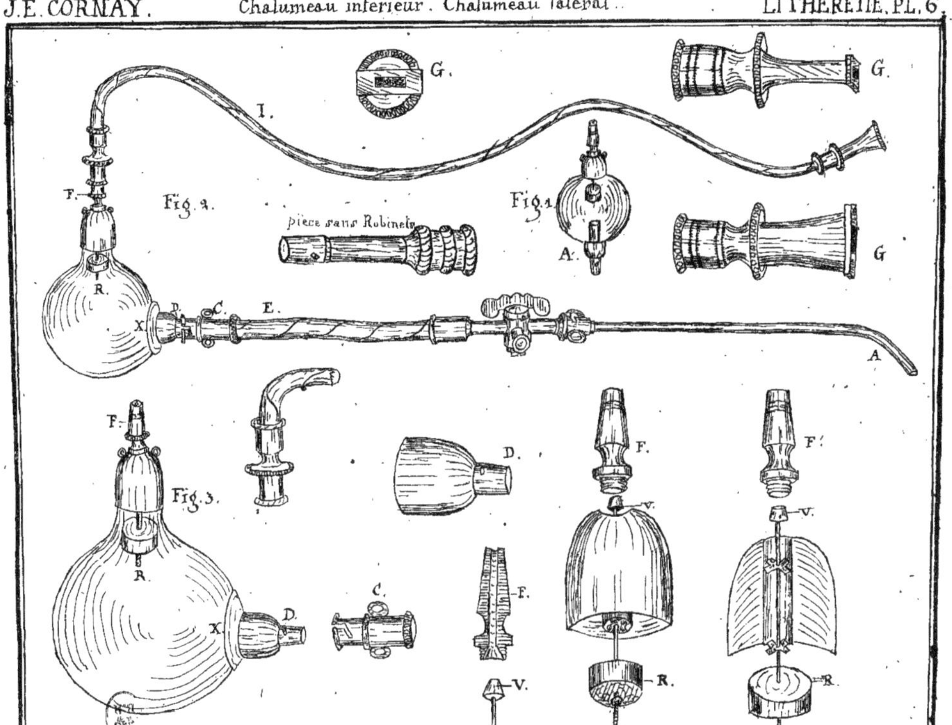

Sept. Imp. de V. Martenot, rue d'Antin, 6. 1845.

J.E. CORNAY. [illegible]isposition généra[illegible] [illegible]e app[illegible] [illegible] gén[illegible] [illegible]re dans les deux sexes. LITHÉRÉTIE. PL. 7.

A. Reins.
B. Uretères.
C. vessie.
D. prostate.
E. Rectum.
F. Testicule.
G. ves^le s^emi^le.

H. orifice de l'uretère.
I. Col.
J. Canal.
K. Pubis.
L. Matrice.
M. Vagin.
N. Ouraque.
O. Orif. de l'uretre.

A. B. C. D. E. F. G. H. I. K. N. O.

A. B. C. E. H. I. K. L. M. N. O.

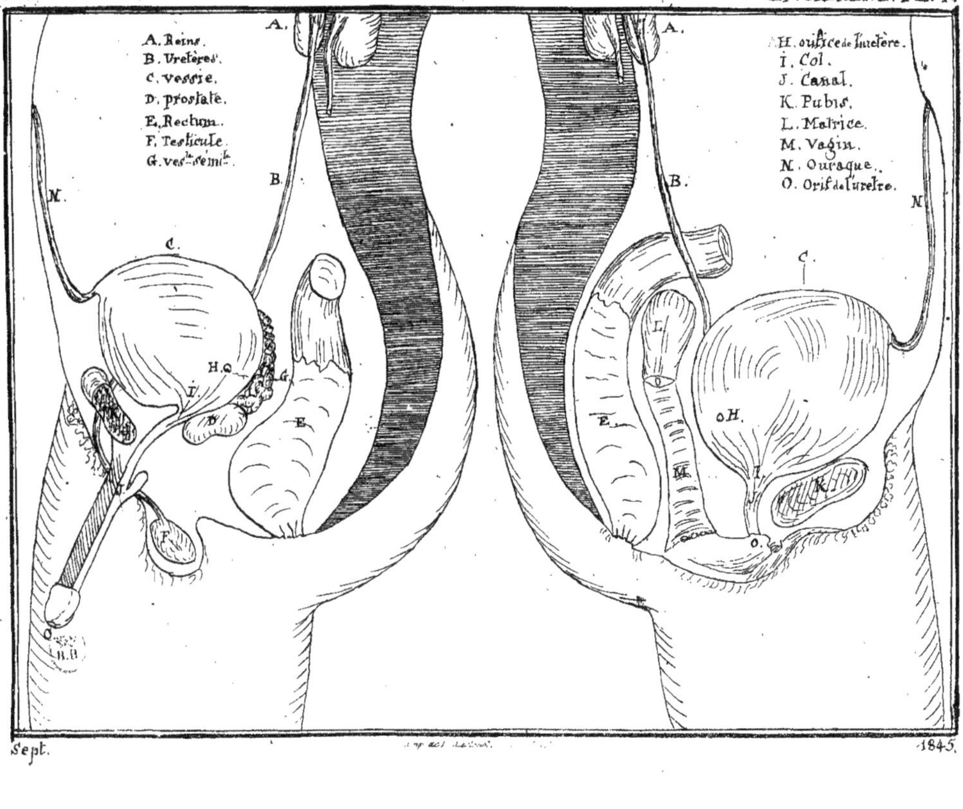

Sept. 1845.

Lithéréteur à flotteur fonctionnant avec la sonde à anse;

E. CORNAY. petites concrétions qui forment le noyau central des grosses pierres.

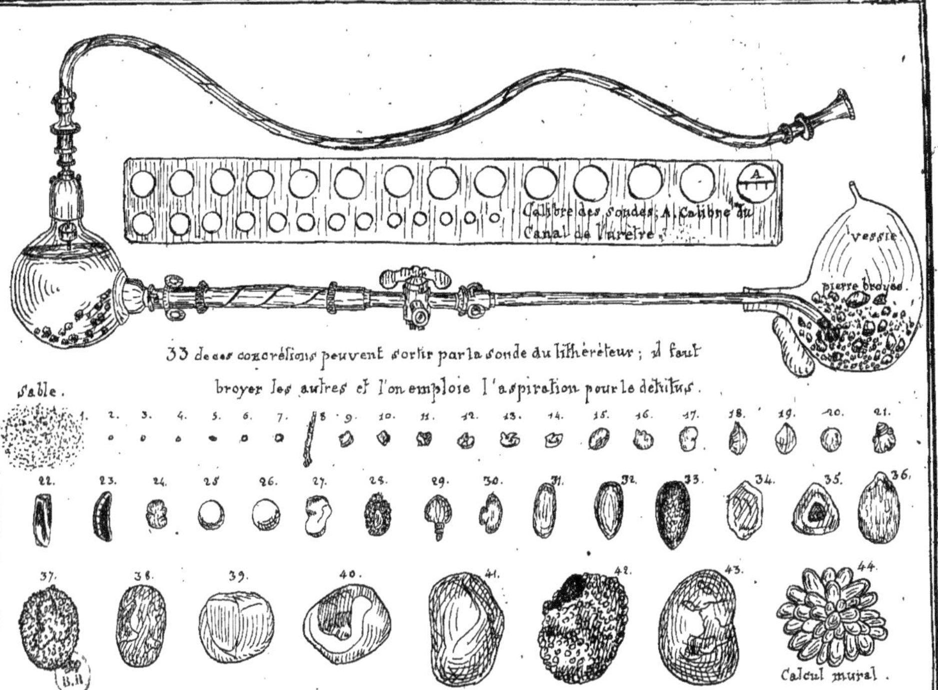

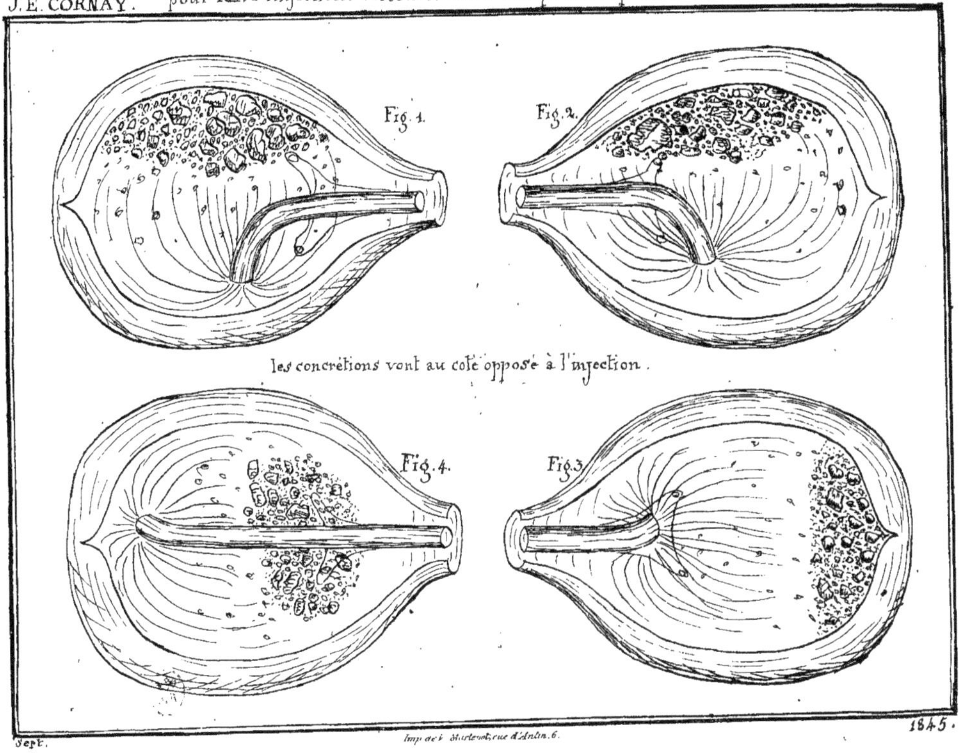

J.E. CORNAY. pour faire l'injection. vessies ouvertes à la partie supérieure. LITHÉRÉTIE. PL. 9.

Fig. 1.

Fig. 2.

les concrétions vont au coté opposé à l'injection.

Fig. 4.

Fig. 3.

Sept. Imp. de [illegible], rue d'Antin. 6. 1845.

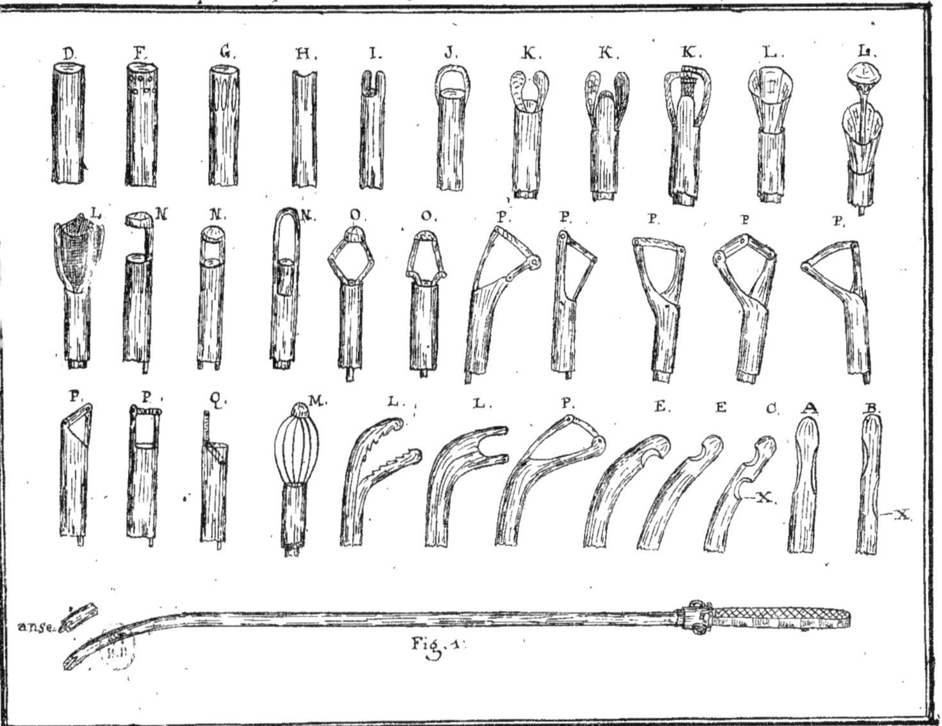

D. F. G. H. I. J. K. K. K. L. L.

L. N. N. N. O. O. P. P. P. P. P.

P. P. Q. M. L. L. P. E. E. C. A. B.

X. X.

anse.

Fig. 1.

Appareil vésical artificiel. fig. 1re. Raccord à griffe fig. 2.
petit Lithéréteur à récipient longitudinal fig 3.

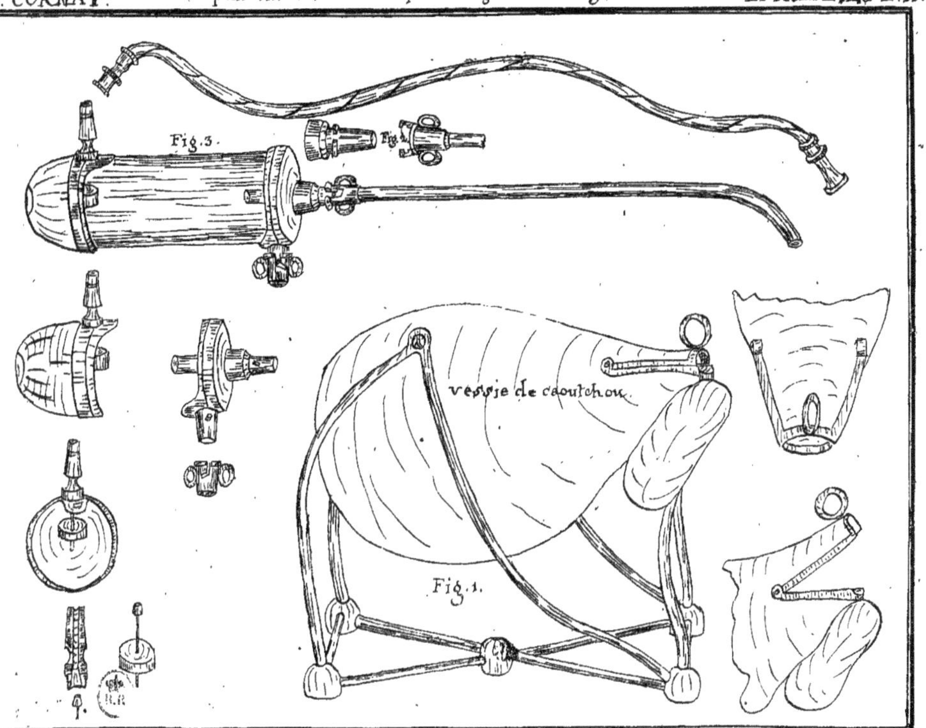

Vessie en caoutchou pour les expériences.

Aspiration et Broiement.

Dilatateur de l'urètre.

Dilatateur du méat urinaire.

Sonde à double courant.

Curette articulée à anse en tire-bourre.

Pince en bec d'ibis pour retirer la pierre d'une loge.

Mullitriteur pour moudre la pierre dans la vessie.

à Rouet.

à volant.

www.ingramcontent.com/pod-product-compliance
Ingram Content Group UK Ltd.
Pitfield, Milton Keynes, MK11 3LW, UK
UKHW020352180726
13839UKWH00003B/1058